KB263612

5계절 5체질 생명법칙

| 일러두기 |

1. 의미 전달을 위해 필요한 곳에 첨자 형태로 한자를 덧붙였습니다. 단어의 성질을 표현하는 한자의 경우는 이해를 돕기 위해 괄호 안에 별도로 표기하였습니다.

2. 본문에 등장하는 사례는 실제 내용이지만, 해당 인물의 이름은 편의상 가명입니다.

3. 책 뒤쪽에 오행 체질별 분류표를 일목요연하게 정리하였습니다. 필요한 경우 분리하여 가까이 두고 활용하시기 바랍니다.

백두산 초인들의
신성한 가르침

5계절
5체질
생명
법칙

저자 김용규

"100년 생생 건강의
비밀을 밝힌다!"

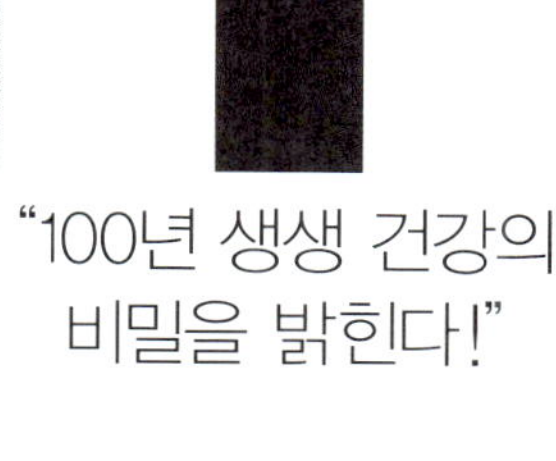
"100년 생생 건강의
비밀을 밝힌다!"

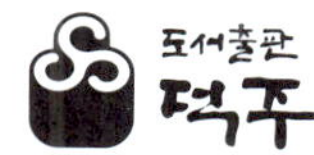
도서출판
덕주

차 례

4장 — 내 몸을 살리는 오행 체질별 음식

5장   오행 체질 더 깊이 이해하기

허공에서 들려오는 음성이 호흡처럼 몸 전체로 스며들었다. 눈과 귀를 통해 직접 전해지는 세간의 교육과 달리, 위대한 스승들의 가르침은 시간이나 공간의 장벽을 넘어서 불가사의한 방식으로 전달된다. 백두산을 처음 만난 2000년 7월 이후 그러한 내밀한 가르침을 통해서 자연의 섭리라는 신성한 법칙에 눈을 뜨게 되었다.

명상을 하지 않았다면 나는 어떤 삶을 살고 있을까? 수행자가 아니라면 나는 어떤 모습을 하고 있을까?

가끔 실소가 나오는 질문을 스스로에게 던져 본다.

오직 '지금—여기'만 존재하는 수행자에게 흘러가 버린 과거나 오지 않은 미래를 인질 삼아 던지는 '만약'이라는 단어는 무가치한 명제일 터.

그럼에도 부질없는 질문을 스스로에게 하는 까닭은 내면에서 흘러넘치는 감사와 평안을 만끽하기 위해서이다.

나는 늘 불안과 두려움의 소용돌이 한가운데 있었다. 불안했기에 누구도 믿지 못했고, 거친 성정을 방패 삼아 정체 모를 두려움을 가렸다. 마음의 평화와 행복은 내가 경험해 보지 못한 감정들이었다. 누구보다 강한 육체와 힘을 갖고 싶었다. '힘'은 내 삶의 가장 큰 명제였고, 누구에게도 힘으로 지고 싶지 않았다. 강해지면 평화가 찾아올 줄 알았다. 그렇게 마음을 채워 줄 무언가를 찾아서 수없이 많은 곳을 헤매 다녔다. 그것이 무엇인지도 모르는 채 그저 막연히 '스승'을 찾았다. 그러자니 세상 어디든 구애받지 않고 주유하기 위해서 부자도 되고 싶었다. 히말라야, 인도, 티베트, 대만, 중국, 미국, 홍콩 등 경전에 나온 장소와, 고수가 있다고 소문난 곳은 어디든 찾아다녔다. 그렇게 나는 눈먼 거지처럼 영혼의 허기를 채우지 못하고 미망 속을 헤맸다.

그러다가 2000년에 이르러 우연한 기회에 백두산을 찾게 되었고, 그로부터 칠 년에 걸친 백두산 여정을 통해 신비로운 경험을 하는 축복을 받았다. 그 가운데는 빛과 같은 일곱 분의 존재에게 직접 전수받은 귀중한 가르침과, 그분들의 인도로 발을 들이게 된 성자의 자리, 힘의 동굴 등 세간에 알려지지 않은 백두산 원시림 속 특별한 장소들이 포함되어 있다.

백두산 빛의 스승들은 수행자에게 올바른 수행 방법과 깨달음을 추구하는 마음가짐에 관한 완전한 법리를 가르쳐 주셨다. 그리고 세상의 모든 이에게는 삶 전반에서 조화와 균형을 이루는 섭리와 그 상세한 실행 방법을 지도해 주셨다.

이 책에서 나는 백두산 원시림에서 빛의 스승들에게 배운 만물을 이루는 자연의 법리들을 허락된 범위 내에서 공개하고자 한다. 이것은 어느 한 개인의 것이 아니다. 백두산 빛의 스승들께서 전해 주신 가르침을 통해 얻게 된 중요한 체험을 공유하는 것이다. 나는 위대한 스승들의 가르침을 전달하는 통로일 뿐, 성취자가 아니다.

이것은 백두산을 만난 2000년부터 시작해 25년 세월 동안 실제로 경험하고 체득한 사실들이다. 누구든 이 섭리를 따라 실행해 보면 단 한 치의 예외도 없이 진실임을 절감할 것이다.

수행의 열쇠는 위대한 성취를 이룬 스승들의 법맥과 법리에 있다. 수행은 그 법맥의 가르침에 따라 스스로 체득하는 것이며, 신성함에 이르는 '체험의 과학'이다. 그러므로 앞서 성취를 이룬 분들의 가르침이야말로 수행의 근간이자 성취의 열쇠이다. 지금껏 백두산에 대해 떠도는 잘못된 정보들과, 백두산의 가르침과 전혀 다른 그릇된 내용을 마치 참인양 선동하는 이들을 보며 언젠가는 진실을 밝혀야겠다고 생각했다.

또한 매체를 통해 알려진 수많은 수행법이나 건강법 중엔 파편적이거나, 그릇되게 전달하고 있거나, 전해 오는 여러 법맥의 가르침에 주관적 판단으로 편협하게 해석한 것들이 대부분이다.

이 책에서는 백두산 빛의 스승에게 전수받은 신성한 법칙 가운데 의식주 전반에 걸친 섭리를 풀어내고 있다. 이것은 허구나 상상이 아니다. 엄연히 실재하는 존재이며, 실제로 경험했던 사실이다.

이 책에 공개한 신성한 법칙은 과학을 기반으로 추론해 낸 이론도, 실험을 통해 밝혀낸 지식도 아니다. 그것은 태초부터 변함없이 그래 온,

한 치의 어긋남 없는 자연의 섭리다.

계절의 운행이 들려주는 신비로운 변화와 바람이 전하는 생명의 숨결, 그 너머에 있는 위대한 섭리를 따라 한 걸음 한 걸음 내딛는 사이 분명 깨닫게 될 것이다. 세상사 모든 것이 엮여 있어 결코 우연은 없음을. 또한 자연의 손길과 함께하는 당신이라는 존재가 더 이상 이전과 같지 않음을.

모쪼록 이 책을 통해 전해진 이치가 지혜의 씨앗이 되어 세상 모든 이들을 이롭게 하는 생명의 꽃으로 피어나기를 간절히 소망한다.

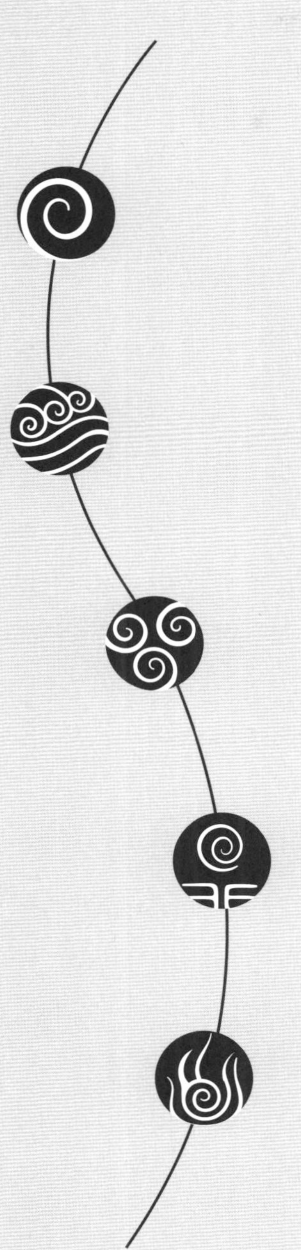

1

섭리의 시작

만물의 근원

인류는 아주 오래전부터 세상의 근원을 묻는 질문을 던져왔다. '만물의 근원은 무엇인가?'라는 사유는 아주 먼 기원전까지 거슬러 올라가며, 특히 고대 그리스의 철학자들은 세상 만물을 이루는 기본 물질이 무엇인지, 끊임없이 변화하는 세상에서 불변하는 것이 무엇인지에 대해 깊이 고민했다.

서양 최초의 철학자로 알려진 탈레스(기원전 약 624~546년경)는 만물의 근원을 물이라고 보았다. 강과 바다, 비와 같은 물의 풍요로움이 생명의 근원이라는 믿음이 그의 사유를 지탱했다. 아낙시메네스(기원전 약 585~525년경으로 추정)는 숨과 생명을 연결 지으며 공기를 근원으로 여겼고, 헤라클레이토스(기원전 약 535~475년경으로 추정)는 끊임없이 움직이며 변화를 상징하는 불을 근원으로 삼았다.

이후 엠페도클레스(기원전 493~430)는 이들의 사상을 종합하여 만물을 이루는 기본 원소를 땅, 물, 공기, 불 네 가지로 제시했다. 오늘날 '고대 4원소설'이라 불리는 이 이론은 그리스뿐 아니라 중국, 인도, 이집트 등 여러 문명에서도 유사한 형태로 나타난다. 흥미로운 점은 엠페도클레스는 이 네 개의 원소가 서로 밀치거나 결합하는 두 힘에 의해 혼합 또는 분리되어 만물이 형성된다고 설명했다. 서로 밀치거나 결합하는 그 두 힘을 사랑과 미움으로 표현했는데, 물질에 영혼이 있다고 여겼던 당시의 세계관이 담겨 있다. 고대 그리스인들은 만물을 물질로서뿐만 아니라 기운까지 포함한 의미로 보았던 것이다.

이에 비해 고대 동양의 세계관은 만물의 근원이 크게 두 가지 개념으로 펼쳐진다. 하나는 음陰과 양陽의 대립하는 두 기운이 우주 만물의 생성과 변화를 이끈다는 '음양이기설陰陽二氣說'이다. 다른 하나는 고대인의 생활에 절대적으로 필요한 나무(木), 불(火), 흙(土), 쇠(金), 물(水)이라는 다섯 가지 요소를 바탕으로 만물의 생성과 조화, 변화를 설명하는 '오행설五行說'이다.

이 두 사상은 기원전 3세기경 전국시대 말기에 이르러 음양오행설로 합쳐져, 동양 철학과 의학의 기초가 되었다. 나아가 동아시아 문화권의 일상생활 전반, 즉 의식주와 예술, 건축, 종교와 사상, 그리고 사고방식에까지 깊이 스며들어 오늘날까지도 중요한 사유의 틀로 남아 있다.

우리나라의 전통문화와 민속놀이에도 바로 이 음양과 오행의 사상이 깊이 스며 있다. 대표적으로 윷놀이에서 윷가락의 앞과 뒤가 음과 양을 상징하며, 네 개의 윷가락이 엎어지고 잦히는 움직임은 팔괘의 변화를 나타낸다. 또한 '도, 개, 걸, 윷, 모'의 다섯 가지 형상은 오행을 의미한다.

푸른색과 붉은색의 샅바를 잡고 힘을 겨루는 씨름 역시 복장에 태극의 음양 이치가 담겨 있다. 사물놀이의 네 가지 악기가 내는 소리는 각각 음과 양을 뜻한다. 색동저고리와 건축의 단청에 쓰이는 오방색五方色(청·적·황·백·흑)도 대표적으로 오행의 원리가 깃들어 있는 우리의 전통문화이다. 청색은 목木, 적색은 화火, 황색은 토土, 백색은 금金, 흑색은 수水에 해당한다.

이처럼 오방색은 한복과 단청, 풍물놀이 등 의례와 의복, 건축 전반에 두루 깃들어 우리 문화 속에 깊이 뿌리내려 있다. 단순히 미적인 효용만이 아니라, 오방색에는 색이 지닌 상징적 의미를 통해 나쁜 기운을 물리치고 복을 부르는 염원이 담겨 있다.

주목받는 동양의 세계관

실체를 기반으로 하는 현대 과학의 관점에서 동양의 음양오행 사상은 다소 추상적이고 형이상학적이라는 견해가 없지 않다. 그러나 의학적 측면에서 보자면, 신체의 생리 현상을 보다 직관적이고 유기적인 관점에서 이해할 수 있도록 하여 동양의학의 발전을 촉진시켰다는 점에서 큰 의의가 있다.

근대 과학의 모태가 된 고대 그리스의 자연철학과 사상의 출발점은 우주의 보편적 진리와 법칙을 탐구하는 데 있다. 그러나 근대에서 현대로 넘어오면서 점차 총괄적이고 총체적인 접근보다 분석적이고 세밀한 접근 방식을 선호하게 되었고, 기술과 기계의 발전으로 이 경향이 더욱 가속화했다. 그러다 보니 과학과 의학은 눈으로 볼 수 없거나 기계로 측정해 수치화할 수 없는 것을 아예 부정하거나 무시하는 상황이 심화됐다. 결국 과학적 논리에 맞지 않는 현상이나 행위는 모두 미신이나 사이

비로 치부되는 경우가 고착화되었다.

물론 동양의학이 '왜?'라는 형이상학적 명제에서 출발해서 눈에 보이는 현상 너머의 근본 원인을 겨냥하기에 때로 직관적 요소에 의존하는 듯 보이기도 한다. 또한 통계나 객관적 분석을 바탕으로 '어떻게?'라는 해결 중심의 접근을 중시하는 현대 과학과 비교될 때, 주관적이고 비과학적이라는 비판을 받는다.

하지만 오늘날에는 오히려 현대의학의 한계와 단점을 보완할 수 있는 대안을 동양의학에서 찾으려는 노력이 전 세계적으로 꾸준히 이어지고 있다. 예를 들어 오랫동안 정신과 육체를 분리해 바라보던 서양 의학계에서 둘의 긴밀한 연관성을 강조하는 심신의학이 점차 비중을 키우고 있다. 서양의학과 달리 동양의학은 시초부터 희로애락의 감정, 즉 정신·심리적 현상을 오장육부와 연결 지어 설명하는 심신의학을 기초로 발전해 왔다.

수많은 현인들의 노력으로 계승, 발전된 음양오행설은 심오한 철학적 깊이와 형이상학적 수준 때문에 일반인들이 쉽게 이해하기 어려운 측면이 있다. 그 결과 원리와 이치에 대한 올바른 이해를 외면하고, 맹목적인 믿음만 강조하는 부작용이 생기기도 했으며, 이런 이유로 적지 않은 사람들에게 음양오행은 피상적 이론으로 치부되거나 미신에 가깝다는 오해를 사기도 했다.

이 책을 통해 그러한 세간의 혼선을 조금이나마 불식시키고, 나아가 자연물의 성질과 인간의 체질이 형성되는 원리, 그리고 의식주 전반을 이끄는 이치에 대해 세밀히 살펴볼 수 있기를 기대한다.

오행설

　　오행설은 고대인의 생활에 필요한 다섯 가지 소재, 즉 민용오재民用五材의 사상에 기초해 만물의 생성과 조화, 변화를 설명하는 사상이다.

　　양의 하늘과 음의 땅이 서로 교류하면서 세 개의 양, 즉 태양, 양명, 소양의 삼양三陽과 태음, 궐음, 소음의 삼음三陰이라는 육기六氣를 낳는다. 이렇게 모두 여섯 개의 기운인 육기는 조화를 일으켜 오행五行이라는 특별한 다섯 가지 성질을 띠게 되고, 이 오행의 오묘한 작용으로 만물을 생성한다.

　　구체적으로 하늘에는 태양 빛이 목木, 화火, 토土, 금金, 수水 다섯 개의 별에 들러 다섯 가지 정기를 만들어 내는데, 이 오성이 허공에는 오원소, 땅에는 오행이라는 특수한 형태의 성질을 만든다.

　　오성의 기운이 허공에 작용할 때는 봄, 여름, 늦여름, 가을, 겨울의 다섯 계절을 만든다. 목(봄)은 푸른 기운과 바람, 화(여름)는 붉은 기운과 뜨거움, 토(늦여름)는 누런 기운과 습함, 금(가을)은 흰 기운과 건조함, 수(겨울)는 검은 기운과 차가움이라는 성질을 띠며 각각 동·남·중앙·서·북이라는 다섯 가지 방향을 지닌다.

　　이것이 땅에 작용할 때 목은 나무, 화는 불, 토는 흙, 금은 쇠, 수는 물이라는 다섯 가지 물질로 특징을 드러낸다. 또 목은 '자유', 화는 '사랑', 토는 '화합', 금은 '순결'과 '용서', 수는 '고요'를 의미하기도 한다. 한방에서는 일반적으로 목은 인仁, 화는 예禮, 토는 신信, 금은 의義, 수는 지智라고 일컫는데, 이는 주로 인간사에서만 다룬다.

하늘과 땅을 설명하는 음양설

고대 동양에서는 음과 양이라는 상반된 두 기운의 작용으로 만물이 생겨나고 변화한다고 보았다. 밝음과 어둠, 높음과 낮음, 크고 작음, 활동과 쉼, 왕성함과 쇠함, 남성과 여성처럼 우주의 모든 존재와 활동은 서로 대립되는 힘과 작용에 의해 이루어진다는 것이다.

어떠한 현상이 드러나기 전의 상태, 즉 음과 양의 활동이 일어나기 전 본연의 상태를 '태극太極'이라고 한다. 오늘날 과학에서는 혼돈, 카오스, 혹은 미분화 상태라고 부른다. 이 혼돈에서 분화되어 나온 것이 음과 양의 대립적 활동이며, 그로부터 비로소 우주의 활동이 개시되었다. 그렇기에 음이나 양 단독으로는 현상을 발현할 수 없다. 낮과 밤이 지나고, 하루가 가고, 계절이 오가며 해가 바뀌듯, 음과 양이 서로 만나 순환함으로써 비로소 활동과 변화가 일어난다.

음과 양은 상대적이고 대립적인 속성을 드러내 보이지만, 양에는 음의 기운이 감추어져 있고, 음에는 양의 기운이 감추어져 있기에, 음과 양은 끊임없이 변하며 상대적 균형을 유지한다.

천지의 탄생 또한 이러한 음양의 이치로 풀 수 있다. 즉 하나의 큰 기운인 태극이 갈라지면서 음과 양이 발동하여 천지天地가 형체를 갖게 되었다. 하늘은 가볍고 맑아 위에 있으므로 그 성질이 양이요, 땅은 무겁고 탁하여 아래에 있으므로 그 성질이 음이다. 그러나 하늘에 양의

Tip

음양의 이치란?

음陰과 양陽이라는 상대적 관점으로 사물을 파악하는 방법이다. 여기서 양은 동動(움직임)을 의미하고 음은 정靜(고요함)을 의미한다. 이 음양 개념은 세상 만물과 모든 현상을 상대적으로 파악해 구분하는 척도가 된다. 다시 말해 사람을 남자와 여자의 성별로 나눈다든지, 사람의 심리 상태나 장부와 체질, 하루 중 환자의 증세 변화 등 인간의 생활 전반에 적용된다.

또 자연현상에서도 일 년을 덥고 추운 계절로 나눈다든지, 동식물의 성질과 습성, 안팎과 상하에 대한 구분 등 이루 헤아릴 수 없을 정도로 다양한 분야에까지 반영된다.

대체로 양은 활동적·흥분·외향·전진·무형적인 성격을 띠고, 음은 정적·억제·내재·후퇴·유형적인 성격을 띤다.

양	하늘	해	氣	熱	動	輕	上	左	男	상승	火
음	땅	달	血	寒	靜	重	下	右	女	하강	水

기운만 있는 것이 아니라, 양 속에 음의 기운이 감추어져 있어 무거운 성질로 인해 다시 땅으로 내려오고, 땅의 음 속에 양의 기운이 숨어 있어서 그 가벼운 성질로 인해 다시 하늘로 올라간다. 이러한 음양의 상승과 하강이 끊임없이 일어나는 가운데 천지의 운행이 지속되는 것이다. 하늘에 떠 있는 해와 달의 움직임 또한 같은 이치로 설명할 수 있다.

태양은 우리 몸의 기를 이끈다

해가 동쪽에서 떠올라 서쪽으로 질 때까지는 낮이고, 다시 동쪽으로 떠오르기 전까지는 밤이라는 것은 만고불변의 진리다. 이렇게 해가 뜨고 져서 우리는 양과 음을 구분할 수 있다.

그런데 음양론은 모두 상대적인 개념이므로, 해는 그 자체로 달에 대비해서 양의 성질을 대표한다.

보름에서 그믐으로 가며 달의 모양이 바뀌고, 태양의 각도에 따라 스물네 절기가 나타난다. 그리고 이 변화에 맞춰 계절이 오가고, 바람의 세기와 방향이 기운을 움직여 생명이 변화한다. 우리가 매일 보면서도 무심히 지나쳤던 이들 자연의 흐름 속에 사실 생명의 꽃을 피우고 삶을 조화롭게 이끄는 위대한 비밀이 숨어 있다.

그 비밀의 열쇠는 생명의 근원이라 불리는 태양이다. 지구상 모든 동식물의 탄생은 물론, 생명을 유지하게 하는 가장 기본적인 요소는 빛이며, 모든 빛의 근원은 태양이다.

계절이 바뀌고 낮과 밤이 오가며, 날씨의 변동 등 자연의 모든 변화를 일으키는 에너지의 궁극적 원천이 바로 태양이다. 더 나아가 태양은 신체의 기운(氣)을 관장하여 사람과 동물의 체질을 형성하는 데도 결정적인 역할을 한다.

해는 빛과 볕, 그리고 살의 기운을 품고 있다. 눈부신 햇빛이 만물을 탄생시키면 따스한 햇볕이 그것을 기르고, 강렬한 햇살이 스며들어 생명력이 여문다. 지구가 태양을 공전하면서 나타나는 계절의 변화는 햇빛과 햇볕과 햇살의 길이와 세기가 달라지기 때문에 생기는 현상이다.

어디 그뿐이랴, 태양의 움직임은 하루 24시간 중에도 신비로운 작용을 한다. 해가 동쪽에서 떠서 서쪽으로 지면, 하루의 낮과 밤이 교차하는 동시에 기운에도 미묘한 변화가 일어난다. 태양이 머리 꼭대기에 오는 정오가 되면 대기의 기운도 가장 높은 곳으로 떠올랐다가 일몰과 함께 해가 서쪽으로 기울면 대기의 기운도 점점 아래쪽으로 내려간다. 자시子時(밤 11시부터 오전 1시까지) 즈음이 되면 해가 가장 아래쪽으로 떨어지니 기운 또한 바닥에 깔리게 된다.

해는 지구상 모든 식물과 동물에도 지대한 영향을 미친다. 사랑초는 일출과 일몰에 따라 꽃잎을 펼쳤다가 오므리고, 해바라기는 해의 방향을 따라 고개를 돌리며, 나팔꽃 역시 해에 민감하게 반응한다. 닭은 해가 떠오르는 일출 시간에 목청을 돋운다.

우리 몸에도 영향을 미친다. 대기의 기운이 해의 움직임을 따라 움직이듯, 신체 기운 역시 해가 뜰 때는 아래에서 위로 올라가고, 해가 지면 위에서 아래로 내려간다.

기운이 위로 올라가면 신체는 활동적이 되고, 아래로 내려가면 휴식이 필요한 상태가 된다. 그리하여 해가 떠 있는 낮 동안에 몸을 움직여 일하고, 밤이 되면 잠을 자면서 쉬는 것이다.

이처럼 해는 우리 몸의 기운, 즉 에너지를 이끌고 움직이는 거대한 힘이라 할 수 있다.

달은 물의 흐름을 관장한다

달은 해와 대비해 음의 성질을 대표한다. 달이 뜨고 지는 모습은 해와 사뭇 다르다. 해는 낮에만 볼 수 있지만 달은 낮과 밤 모두 볼 수 있다. 다만 낮달은 태양 뒤로 빛을 감추기 때문에 없는 듯 인식될 뿐이다.

달은 날짜와 시간에 따라 동쪽에서 서쪽으로 움직이며, 매일 뜨는 시각이 달라진다. 손톱 모양의 초승달은 해가 진 직후에 떠서 초저녁에 지고, 그믐달은 새벽에 떠서 아침 해와 함께 진다. 보름달은 초저녁에 동쪽에서 떠서 새벽에 진다. 오른쪽이 볼록한 반달인 상현달은 정오 무렵에 떠서 자정(밤 12시)에 지며, 왼쪽이 튀어나온 반달인 하현달은 자정(밤 12시) 무렵에 떠서 정오(낮 12시)에 진다. 어릴 적 '낮에 나온 반달은 하얀 반달은…'하고 불렀던 동요의 반달은 정확히 말하면 정오에 떠오르는 상현달일 것이다.

해는 빛과 별, 살의 강도(세기)가 변하는 데 반해, 달은 보름달과 초승달처럼 모양(크기)이 크고 작아지며 변화한다.

또한 달의 에너지는 지구의 약 70%를 차지하는 바닷물의 움직임을 관장한다.

우리나라 서해안 조수 간만의 차는 최대 9m에 달한다. 섬 하나를 육지로 만들었다가 불과 몇 시간 만에 다시 섬으로 되돌릴 정도다. 물이 빠지면 면적이 여의도의 수십 배에 달하는 갯벌이 드러나는데, 직선 거리로 수 km에 이른다. 밀물과 썰물이 만드는 이런 조수 간만의 차는 지구에서 38만 km 떨어져 있는 달의 인력이 바닷물을 끌고 다니기 때문에 일어나는 현상이다. 그래서 뱃사람들은 반드시 음력에 따라 움직인다.

육이오전쟁 당시 맥아더 장군이 인천상륙작전으로 빼앗긴 서울을 탈환한 것도 조수 간만의 차를 이용한 덕분이다. 몇 시간만 오차가 생겨도 배가 갯벌에 주저앉아 버리는 그곳으로 상륙 작전을 감행해 적의 허를 찔렀다.

바닷물의 양과 움직임이 달의 인력에 의해 변하듯, 인체의 혈관을 따라 흐르는 피 역시 달의 기운에 크게 영향을 받는다. 특히 사람의 머

(Tip)

물구나무서기를 하기에 가장 좋은 때

낮 동안 우리 몸의 기운은 해의 움직임을 따라 머리 쪽으로 몰린다. 해를 따라 움직이는 것이 기氣라고 했으니, 해가 높이 뜰수록 기운은 인체의 꼭대기로 모인다. 반면 해가 지면서 서서히 아래로 내려가니, 이때 물구나무서기를 해서 아래로 쏠린 기운을 머리 쪽으로 움직이는 것이 이치에 맞는 조화로운 방법이다.

다만 밤이라고 해서 언제나 괜찮은 것은 아니다. 특히 보름달이 뜬 시기에는 물구나무서기를 피하는 것이 좋다. 인체의 피를 관장하는 달이 둥글게 떠오르는 보름날 밤에는 피가 머리 쪽으로 몰리기 때문에 물구나무를 해서 피가 과도하게 쏠리게 할 필요가 없다.

따라서 물구나무서기는 해가 진 뒤에 하는 것이 좋지만, 보름달이 뜬 밤만큼은 삼간다.

리처럼 둥근 보름달이 떠오르는 밤에는 우리 몸속의 혈액이 머리 쪽으로 몰리는 경향이 있다. 반달이 뜨는 시기에는 혈액이 몸 중앙 부위인 중완中脘에 집중되고, 그믐달에는 다리 쪽으로 쏠린다.

달과 연관이 깊은 여성의 몸

태양계라 불리는 우주의 중심에 태양이 있고, 지구의 중심에 높은 온도의 핵이 있듯이 우리 몸에는 뜨거운 심장이 뛰고 있다. 하늘에는 아홉 개의 행성이 있고, 우리 몸엔 아홉 개의 구멍이 있다. 얼굴에 일곱 개, 하체에 두 개, 여기에 더해 마치 우주에 블랙홀이 존재하듯이 여자에게는 자궁이 하나 더 있다.

신체의 기운과 피는 각기 태양(陽)과 달(陰)의 작용에 의해 움직이며, 여성의 월경(陰)은 특히 달에 지대한 영향을 받는다. 남자는 양이요, 여자는 음이라 했으니, 여성이 음의 기운을 가진 피의 흐름에 더 민감한 것은 당연한 이치다. 예로부터 여성의 생리를 월경 또는 달거리라고 표현한 것은 이처럼 달이 남자(陽)보다는 여자(陰)의 피(陰)의 흐름과 깊은 연관이 있기 때문이다.

그렇다면 여성만 생리를 하는 이유는 무엇일까? 그것은 남자와 여자의 에너지 센터, 즉 단전의 위치가 다르기 때문이다. 단전은 양기라고 부르는 맑은 에너지가 모이는 장소이면서, 몸 안에 고여 있던 탁한 에너지를 바깥으로 빼내는 장소이기도 하다. 남자의 단전은 배설기관과 가까워 탁한 기운을 배출하기 쉽지만, 여자의 단전은 그렇지 못한 까닭에 아래로 가라앉는 무거운 성질의 피로 탁한 기를 감싸서 빼내게 된다. 그것이 바로 월경이다.

단전치기는 남녀 모두에게 좋을까?

　남자는 만물을 탄생시키는 하늘의 형상을 지니고 있어 양이며, 양 속에 음이 숨어 있으니 곧 외양내음外陽內陰이다. 반대로 여자는 만물을 키워내는 땅의 형상을 지니고 있어 음이며, 음 속에 양이 숨어 있으니 외음내양外陰內陽이다.

　육체적인 특징에서도 남녀는 차이가 있다. 남자는 목젖이 있고 가슴이 평평하며 유액이 없지만, 여자는 목젖이 없고 가슴이 발달하여 유액을 분비한다. 또한 남성의 성기는 밖으로 드러나 있고, 여성의 성기는 안으로 감추어져 있다. 인체에서 양기가 모이는 곳은 이처럼 돌출된 부위이다. 따라서 남자는 배꼽 아래 성기 부위에 양기가 모여 단전이 되고, 여자는 가장 돌출된 가슴 중앙이 에너지의 중심이 된다.

　수련을 할 때 양의 부위는 가볍게 치거나 두드리는 방법으로, 음의 부위는 부드럽게 주무르거나 문지르는 방법이 좋다. 그러므로 이러한 기본 원리를 알지 못한 채 여성이 남성과 동일한 방식으로 배꼽 아래를 치며 단전을 수련한다면 오히려 역으로 건강을 해칠 수도 있다.

이때 여성의 몸은 가슴 중앙에서 출발한 탁한 기운이 아래로 훑어 내려오면서 내장이 상하는 것을 막기 위해 맑은 기운으로 탁한 기가 섞인 피를 감싸게 된다. 이처럼 생리를 할 때는 탁한 에너지에 섞여 맑은 정기까지 함께 소실되기 때문에, 이 기간 중에 여성들의 심리 상태나 신체가 민감해지고, 평상시와 매우 다른 특이한 행동이나 감정이 표출되기도 한다.

이러한 이치를 알게 되면 생리 시기 또한 중요하다는 사실을 깨닫게 된다. 다시 말해 음 에너지가 충만한 보름달 시기에 생리하는 것이 여성의 몸에 무리가 덜하다. 월경은 특히 달의 기운에 크게 영향을 받기에, 꽉 찬 모양의 보름달 무렵에 생리를 하면 몸 밖으로 피를 내보내고도 부족해진 음의 기운을 수월하게 보충할 수 있다.

물론 생리를 마음대로 조절할 수 없으니, 그 시기가 보름인지 혹은 그믐, 초승 즈음인지를 살펴 몸에 무리가 덜 가도록 주의를 기울인다. 이처럼 자연의 흐름을 살피는 눈이 밝을수록 우리 몸은 한층 조화로워진다.

음양중의 원리

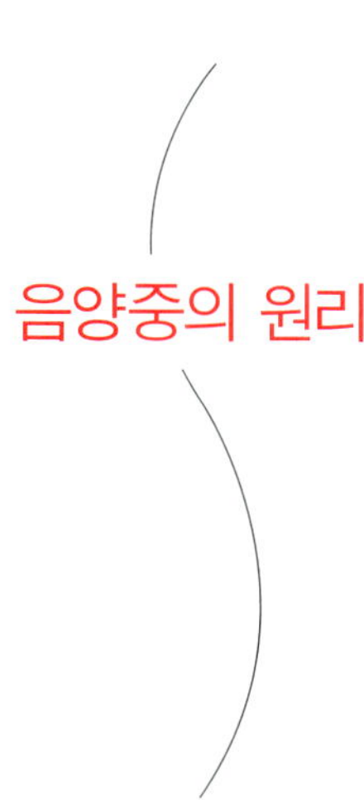

하늘의 해(陽)와 달(陰)은 서로 조화를 이루어(中) 만물의 생장을 이끈다. 자연계에 있는 모든 존재는 이처럼 성질이 상반되는 음과 양의 작용으로 가장 안정적인 상태, 곧 '중中'의 형태를 취한다. 이것이 바로 음양중陰陽中의 원리다.

이를테면 감(中)이 아직 단단할 때(陽)는 속의 씨가 보드랍고 무르지만(陰), 홍시가 되어 겉이 물러지면(陰) 반대로 씨가 딱딱해진다(陽). 인체 또한 이와 같다. 노화될수록 피부는 거칠어지고 뼈는 약해진다. 반면 젊고 건강하면 피부는 부드럽고 뼈는 단단하다.

식물이 좋은 이유

어떤 사물을 설명할 때 그것이 어떻게 생겨났는가를 제일 먼저 따져 보게 되는데, 그때 가장 기본이 되는 것이 음과 양이라는 상대적 관점으로 사물을 파악하는 방법이다. 즉 사람을 남자(陽)와 여자(陰)로 나누고, 하루를 낮(陽)과 밤(陰)으로 구분하며, 덥고(陽) 추운(陰) 감각, 기쁘고(陽) 슬픈(陰) 감정 등 수많은 성질과 습성에 이르기까지 모든 것들을 음양의 두 개념으로 나누는 방식이다.

양의 기운은 대체로 활동적이고 외향적이며 전진하는 성질을 띤다. 반면 음의 기운은 정적이고 내재적이며 후퇴하는 성질이 있다. 음양의 개념으로 볼 때, 태어나서부터 죽을 때까지 끊임없이 움직이는 인간은 양의 성질을 지니고 있다. 때문에 인체가 가장 조화로운 상태가 되기 위해서는 정반대로 음의 생리를 지닌 존재가 필요한데, 그것이 바로 식물이다.

사람과 식물은 정반대의 생리 구조를 지니고 있다. 몇 가지 예를 살펴보면, 인간의 가장 중요한 부위인 머리는 하늘을 향하지만, 식물의 가장 중심이 되는 뿌리는 땅속을 향한다. 또 인간의 팔과 다리는 아래를 향하지만, 식물의 가지는 위로 뻗어 나간다. 인간은 산소를 들이마시고 이산화탄소를 내보내지만, 식물은 낮 동안 광합성을 통해 이산화탄소를 흡수하고 산소를 내뿜는다. 이처럼 사람과 식물은 매우 상반된 생리 구조를 가지고 있다.

이런 연유로 음양중의 원리에 비추어 볼 때, 인간에게 가장 이로운 음식은 곡류와 채소, 과일, 초본식물 등에서 찾을 수 있다.

나무와 건강하게 에너지 교류하는 방법

공원에 가면 나무에 등을 치거나 나무를 껴안고 쓰다듬는 모습을 흔히 볼 수 있다. 나무의 기운을 온몸으로 받고 교류하려는 의도일 테지만, 실상은 인간의 욕심이 초래한 나무 괴롭히기가 아닐까 하는 생각이 든다. 오히려 척추 손상 등 부상의 위험이 있다.

무엇보다 나무에게도 생존을 위한 보호 본능이 있으며, 심지어 옆의 나무에게 좋고 싫음을 알리는 의사전달도 가능하다는 것이 실험을 통해 밝혀진 바 있다. 나무는 분명 살아 있는 존재다. 그러니 나무가 어떻든 아랑곳하지 않은 채 오로지 자신의 건강을 위해 나무를 치거나 함부로 껴안는 행동이 좋을 리 없다. 모르는 사람이 다가와 나를 건드리거나 귀찮게 굴면 당황스럽고 불쾌한 것과 같은 이치다.

나무에 등을 치다가 피부가 따끔거리고 찌릿한 느낌을 받으면 기가 통했다고 좋아하는 이들이 많은데 실은 나무가 뱉어 내는 탁한 기운이 피부를 뚫고 들어오는 감각이다.

나무와 건강한 에너지를 교류하고 싶다면 약 30cm 정도 떨어져 등을 진 채 조용히 눈을 감는다. 그리고 마음속으로 '나무와 내가 서로 사랑의 에너지를 주고받아, 내 몸과 마음과 존재가 온전히 충만해졌음에 감사합니다'라고 되뇐다. 이상적인 시간은 개인차가 있지만, 몸속 에너지가 한 번 순환하는 약 45분 정도가 적당하다.

이로써 나와 나무 사이에 에너지가 교류하는 생명 현상을 체험할 수 있다. 사람에게 필요한 것이 나무에게는 불필요하고, 나무에게 필요한 것이 사람에게는 불필요하기에 서로가 자연스럽게 에너지와 생명력을 나눌 수 있다. 이것이 나무와 에너지를 교류하는 가장 건강하고 조화로운 명상법이다.

다만, 이때 자신의 체질에 맞거나 상생 관계에 있는 나무와 교류하는 것이 좋다. 예를 들어 목의 성질을 지닌 나무에는 소나무와 전나무 등이 있고, 화의 성질을 지닌 나무에는 참나무, 동백, 석류나무 등이 있

부처님과 보리수

하늘을 향해 곧게 뻗어 있는 사람의 척추는 태양으로부터 내려오는 양의 기운이 흐르는 통로이다. 반대로 식물의 줄기나 나무 기둥은 땅으로부터 흡수한 음의 기운이 타고 올라가는 통로이다.

그러므로 양의 기운을 지닌 사람의 척추와 음의 기운을 품은 나무 기둥이 서로 마주하는 것이 가장 이상적이다. 다시 말해 나무에 등을 기대고 서거나 앉으면 인간의 정신과 육체는 가장 조화로운(中) 상태가 된다.

부처님이 보리수 아래에 앉아 깨달음을 얻었다는 사실은 그런 의미에서 상징하는 바가 크다. 고대의 수행자들이 잠재 능력을 일깨우거나 깊은 명상에 들기 위해 해 왔던 나무 수련은 지금까지도 법맥을 따라 이어지고 있다.

다. 토의 성질에는 은행나무가, 금의 성질에는 자작나무, 향나무, 대나무가 있으며, 수의 성질에는 수양버들과 등나무 등이 해당된다. 체질에 따라 어울리는 나무에 대해 조금 더 자세한 내용은 뒤에서 살펴볼 수 있다(P.140 운동 후 휴식을 돕는 자연환경 참조).

나무와 교류하기 좋은 시간대는 오전과 낮이 가장 좋은데, 이는 나무의 생리가 인간과 반대이고 특히 대기 중에 양의 기운이 가장 왕성하기 때문이다.

산삼이 비싼 이유

위에서 아래로 내려오는 기운은 양의 에너지 즉 하늘 기운이고, 아래에서 위로 올라가는 기운은 음의 에너지 즉 땅 기운이다. 태양 빛이 땅으로 내려오고, 물이 수증기가 되어 대기 중으로 올라가는 것을 통해서도 이해할 수 있다. 하늘 기운은 양이면서 맑고, 땅 기운은 음이면서 탁하다. 이러한 에너지의 방향을 깨닫는다면 손바닥만 한 산삼이 거대한 포플러보다 어째서 더 귀한 대접을 받는지 이유를 헤아릴 수 있다.

식물의 뿌리는 아래로 자란다. 위에서 아래로 내려가는 것은 하늘(陽) 에너지 방향이다. 반대로 나무 몸통은 아래에서 위로 자란다. 위로 올라가는 것은 땅(陰) 에너지 방향이다. 때문에 뿌리 쪽이 발달한 식물일수록 하늘 기운을 많이 품고 있다는 뜻이다. 뿌리 식물이 귀한 약재로 대접받는 이유다. 이 때문에 땅 기운이 강해 몸통이 크고 뿌리가 얕은 포플러보다 하늘 기운을 받아 뿌리가 긴 산삼이 더 귀하다. 참고로 산삼을 고를 때는 같은 수령이라도 몸통이 크고 뿌리가 작은 것보다 몸통이 작아도 뿌리가 길고 잔뿌리가 많은 것이 좋다.

만물의 조화와 변화를 설명하는 오행설

사람이 생명을 유지하는 데 가장 필요한 것은 불(火)과 물(水)이다. 여기에 불을 피우기 위한 나무(木), 삶의 터전인 흙(土), 사냥과 생활에 쓰이는 쇠(金)가 더해진다. 옛사람들은 이 필수 불가결한 다섯 가지 기본 요소를 일컬어 오행五行이라고 했다. 오행설은 이 다섯 가지의 조화로운 작용에서 만물의 생성과 변화가 비롯된다고 보는 것이다.

세상 만물이 음과 양으로 구분되듯, 오행 또한 음양의 이치로 나눌 수 있다. 나무와 불은 양이고, 쇠와 물은 음에 속한다. 흙은 음과 양의 성질을 모두 가지고 있다 하여 중中으로 본다. 나무와 불, 흙과 쇠, 물은 지상에 있는 다섯 재료들이다. 다섯 재료는 하늘에도 존재한다.

하늘의 다섯 재료는 목木·화火·토土·금金·수水의 별로 존재하는데, 태양의 빛이 이 다섯 개의 별, 곧 오성에 스며들어 다섯 가지 정기를 만들어 낸다. 이 오성의 기운은 허공과 땅에 작용하여 각각 고유한 성질을 이룬다.

즉, 오성이 허공에 작용하면 봄, 여름, 늦여름, 가을, 겨울 다섯 계절
이 만들어진다. 또한 계절은 각기 바람(木), 뜨거움(火), 습함(土), 서늘함
(金), 차가움(水)의 성질로 대기를 변화시킨다.

만물에 작용하는 오행

	목	화	토	금	수
계절	봄	여름	늦여름	가을	겨울
기운	바람(통기)	뜨거움(열기)	습함(습기)	서늘함(건기)	차가움(냉기)
색깔	푸른색	붉은색	노란색	흰색	검은색
방위	동쪽	남쪽	중앙	서쪽	북쪽
방향	가로	수직 하강	원	사선	수직 상승
맛	신맛	쓴맛 · 떫은맛	단맛	매운맛	짠맛
장부	간 · 담	심장 · 소장	비장 · 위장	폐 · 대장	신장 · 방광

세상 만물을 음양으로 나눈다면, 만물을 움직이는 힘은 오행이
라 할 수 있다. 오행은 기운, 즉 에너지이다. 그리하여 오행은 끊임없
이 움직이며 그 움직임에는 각기 고유한 방향성이 있다.

목 에너지는 좌우, 곧 가로로 움직인다. 화 에너지는 위에서 아래
로 내려오며, 수 에너지는 아래에서 위로 오른다. 금 에너지는 사선
으로 빠르게 움직이고, 토 에너지는 모든 성질을 아울러서 원형으로
순환한다.

한편 오성의 기운이 땅에 작용하면 나무(木)·불(火)·흙(土)·쇠(金)·물(水) 다섯 가지 물질로 특징이 드러난다. 그리고 이 성질은 자유(목), 사랑(화), 화합(토), 순결과 용서(금), 고요(수)로 표현된다.

일반적으로 한의학에서는 목을 인仁, 화를 예禮, 토를 신信, 금을 의義, 수를 지智로 대응하며, 이 성질은 주로 인간에 한해서만 다뤄진다.

오성의 다섯 가지 기운은 각각 색과 방향을 지닌다. 봄의 목은 푸른색과 동쪽을, 여름의 화는 붉은색과 남쪽을, 늦여름의 토는 노란색과 중앙을, 가을의 금은 흰색과 서쪽을, 겨울의 수는 검은색과 북쪽을 상징한다.

서로 돕는 상생, 누르고 눌리는 상극

오행의 에너지는 서로 돕기도 하고, 서로 제어하기도 한다. 이러한 관계를 '상생'과 '상극'이라 한다.

오성의 기운이 지구에 작용할 때는 복잡하게 나타난다. 지구의 축이 23.5도 기울어져 태양 주위를 도는 까닭에 오성의 기운이 균등하게 작용하지 못하고 조력과 간섭이 생기게 된다. 이로 인해 상생과 상극의 작용이 일어나고, 이 작용에 의해 지구상의 만물이 생生(생성)하고, 장長(성장)하고, 수收(결실)하고, 장藏(갈무리)하면서 생명의 순환을 이어간다.

다시 말해 나무(木)가 있어야 불(火)을 피우고, 뜨거운(火) 가마에서 흙(土)을 구워 그릇을 만든다. 흙(土) 속에서 쇠(金)가 나오며, 쇠(金)가 있는 암반에서 좋은 물(水)이 나온다. 그리고 물(水)이 있어야 나무(木)가 자란다. 그러니 나무가 불을 낳고, 불은 흙을 낳으며, 흙은 쇠를 낳고, 쇠는 물을 낳고, 물이 나무를 낳는 관계가 형성된다. 이것이 오행 기운의 상생, 즉 서로를 돕는 관계이다.

반대로 나무(木)는 땅(土)의 기운을 양분 삼아 자라기에 목이 토 기운을 누른다. 불(火)은 쇠(金)를 녹이므로 화는 금 기운을 이긴다. 흙(土)으로 제방을 쌓아 물길(水)을 막으니 토는 수 기운을 막는다. 도끼(金)로 나무(木)를 베니 금은 목 기운을 제압하고, 물(水)로 불(火)을 끄니 수가 화 기운을 누른다고 할 수 있다. 이것이 오행의 상극, 즉 서로 누르는 관계다.

이처럼 상생과 상극은 단순히 한쪽 방향으로만 작용하는 것이 아니라 서로 영향을 주기도 하고 받기도 한다.

중국 후한 때 반고가 편찬한 《백호통의》는 여러 학자들이 모여 유교 경전 해석과 국가 통치 이념을 집대성한 매우 중요한 문헌이다. 여기에서 음양오행 사상을 유교 경전 해석에 대폭 수용하였는데, 오행의 상생과 상극에 대해 다음과 같이 설명하였다.

"만약 오행으로 상생한다면 수는 목을 낳고, 목은 화를, 화는 토를 낳고, 토는 금을 낳고, 금은 다시 수를 낳는다. 낳는 것은 어미가 되고 태어나는 것은 자식이 된다. 만약 오행으로 상극한다면 수는 화를 이기고, 화는 금을 이기고, 금은 목을 이기고, 목은 토를 이기고, 토는 수를 이긴다. 이기는 것은 남편이 되고, 지는 것은 아내가 된다."

여기서 상생은 생명을 이어 주는 '모자 관계'로, 상극은 균형을 유지하는 '부부 관계'로 비유된다. 곧 만물이 단순히 돕거나 누르는 힘으로만 움직이는 것이 아니라, 어미와 자식처럼 이어지고, 부부처럼 견제하면서 조화를 이루는 관계망 속에서 변화한다는 뜻이다.

오행의 에너지 흐름

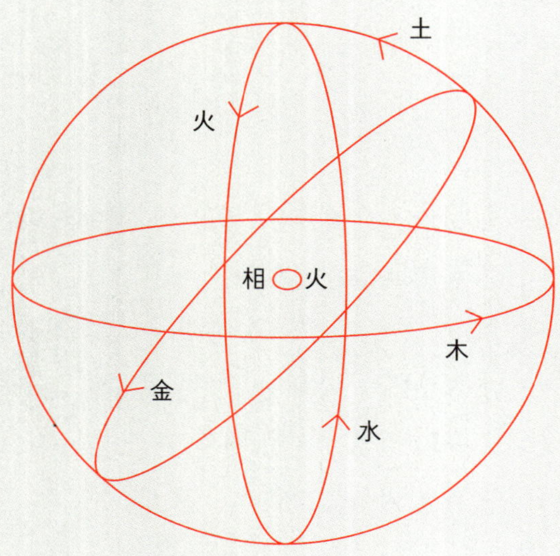

목의 방향은 목의 성질을 가진 바람의 움직임을 보면 이해하기 쉽다. 바람은 좌우로 분다. 흔히 공기의 모든 흐름을 바람이라 생각하지만, 과학적으로 공기가 수평으로 흐르는 것은 '바람'이고 수직으로 오르내리면 '기류'라 한다.

화는 위에서 아래로(↓) 내려가는 기운이다. 태양의 열기가 땅으로 스며드는 것처럼, 화의 에너지는 아래로 향한다. 반대로 수는 아래에서 위로(↑) 솟아오르는 성질을 가지고 있다. 물은 수증기가 되어 하늘로 올라간다는 의미다.

금의 방향은 사선(↙↗)으로 움직이며, 빠르게 흡수하고 방출하는 성질을 갖는다. 금의 특성은 '살殺'의 의미로 접근하면 쉽다. 빠르게 이동하는 화살, 날카로운 칼끝의 모양이나 움직임의 방향을 생각하면 금의 방향을 연상할 수 있다. 비행기가 허공을 가르며 이륙하거나 착륙할 때도 금의 기운이 매우 강하다.

토는 모든 것을 아우르고 모으는 기운이어서 형태는 둥글다(ㅇ). 토는 땅을 나타내는데, 좁은 시야로 보면 평평하지만, 넓게 보면 지구 전체는 둥근 구형이다. 토의 성질에는 '뭉친다'는 의미가 있는데, 밀가루를 반죽하다 보면 결국 가장 안정적인 구형으로 완성된다. 이처럼 둥근 형태는 완성, 결실, 열매의 의미를 가진 토의 본질과 잘 맞는다.

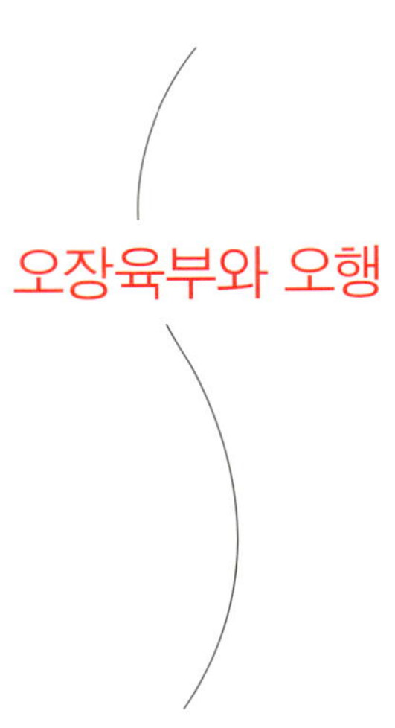

오장육부와 오행

우주 만물이 음과 양으로 이루어져 있듯이 오장육부도 서로 음양 관계를 이루는 두 개의 장기가 한 조를 이루어 작용한다. 간장, 심장, 비장, 폐장, 신장을 오장이라 하는데, 이는 음의 장부다. 육부에 해당하는 담, 소장, 위, 대장, 방광, 삼초三焦(한의학에서 몸의 수분 대사를 관장하는 기관을 일컬음)는 양의 장부다. 신체의 오장육부 역시 저마다의 오행 기운을 지니고 있다.

- 목(봄의 장부) : 간과 담

간장과 담은 서로 음양 관계를 이루고 있는 한 세트다. 인체에서 간과 담이 주관하는 부위는 눈이다. 그래서 간 기능이 떨어진 사람을 보면 대개 눈이 침침하고 흰자위에 누렇고 탁한 황달 증상이 나타난다. 기운이 없고 매사에 의욕이 떨어져 짜증을 잘 내는 것은 간 기능이 떨어져서 나타나는 증상이다.

- 화(여름 장부) : 심장과 소장

불의 기운을 띠는 심장과 소장은 서로 음양 관계에 있다. 따라서 심장에 무리가 생기면 자연히 소장에도 영향을 미쳐 체내의 탁한 기운을 제대로 걸러내지 못한다. 그로 인해 소변이 붉게 변하거나 쌀뜨물처럼 탁해지기도 한다.

또한 인체 부위에서 심장의 기운이 드러나는 곳은 혀다. 그래서 혀가 붓거나 혓바늘이 돋는 증상은 단순한 구강 문제라기보다 스트레스로 인해 심장에 열이 오른 때문으로 풀이하기도 한다.

- 토(늦여름 장부) : 비장과 위장

살이 찌거나 빠지는 현상은 모두 비장과 긴밀한 연관이 있다. 비장이 허하면 음식에서 얻은 영양분을 팔다리로 제대로 보내지 못하기 때문에 아무리 먹어도 살로 붙지 않고 야위게 된다. 이런 유형의 사람은 대체로 손발이 차갑고 장도 냉한 경우가 많다. 음식을 먹으면 곧잘 체하는 것도 비위가 약하기 때문이다.

멀미가 심하거나 잘 토하는 것 역시 비장의 문제인데, 이럴 때는 껌이나 사탕같은 것을 챙겨 다니며 단맛을 조금씩 보충해 주면 도움이 된다.

비장의 기운이 신체 바깥으로 드러나는 곳이 입술이다. 붉고 윤기가 흐르는 입술은 비장이 건강하다는 증거이다.

성격적으로 잡념이나 생각이 지나치게 많은 것도 특징이다.

- 금(가을 장부) : 폐와 대장

쇠의 기운을 지닌 폐는 대장과 음양 관계에 있기 때문에 폐에 이상이 생기면 대장 역시 영향을 받게 된다. 폐의 기운이 신체 바깥으로 드러나는 곳은 코이다. 그래서 폐에 병이 생기면 코가 막히고 냄새를 잘 맡지 못하게 된다.

또한 폐는 피부를 주관하는 장부이므로, 폐병이 있는 사람들의 얼굴빛은 창백하고 윤기가 없다.

• 수(겨울 장부) : 신장과 방광

물의 기운을 지닌 신장은 방광과 음양 관계에 있다. 여기에는 자궁과 같은 생식기 계통까지 포함된다. 신장의 기운이 허약하면 몸에 한기가 들고 식은땀을 자주 흘린다. 배뇨가 곤란해지니 자연히 부종이 생기기도 한다. 또한 뼈가 약해지고 허리가 심하게 아플 수 있다.

신장이 주관하는 것은 인체의 털이므로, 머리카락이 갑자기 세거나 탈모가 생기면 신장의 기운이 떨어졌다고 볼 수 있다.

오행의 상생·상극과 신체 장부

오행의 상생과 상극 작용은 우리 몸의 장부에도 그대로 적용된다. 예를 들어 물이 있어야 나무가 자라듯 수 에너지 장부인 신장과 방광이 건강해야 목 장부인 간과 담의 기능이 원활해진다. 또한 나무가 불을 일으키므로, 목 에너지 장부인 간과 담의 기운이 왕성하면 화 장부인 심장과 소장의 기능도 좋아진다. 반면 흙이 불에 구워져 형태를 이루게 되니 오행의 화에 해당하는 심장과 소장이 약해지면 토에 해당하는 비장과 위장까지 당연히 영향을 받게 된다. 뿐만 아니라 불을 피우는 나무에도 영향을 미치듯 목 장부인 간과 담에 그만큼 부담을 준다.

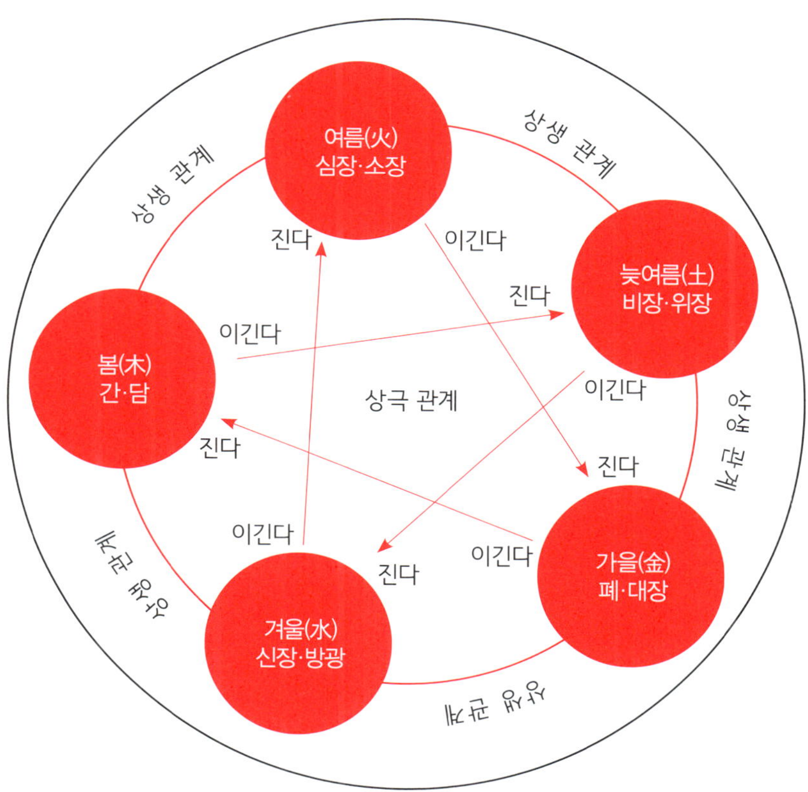

오행의 상생·상극과 신체 장부의 관계

이에 관한 내용이 《종려전도집》에 다음과 같이 기록되어 있다.

손발이 따뜻해야 하는 이유

오장육부가 움직여 숨을 쉬고, 몸을 보호하며, 활발한 대사를 통해 생명을 유지하게 하는 모든 것이 오행의 조화로운 작용 덕분이다.

'하늘의 기운이 땅으로 내려와 대지를 변화시키고, 땅의 기운이 다시 하늘을 움직인다'는 대우주의 순환 원리는 소우주인 사람의 몸에도 그대로 적용된다.

동양의학에서 건강한 인체의 기본 조건으로 삼는 것이 바로 '수승화강水昇火降'의 원리다. 풀이하면 물의 기운은 위로 올라가고, 불의 기운은 아래로 내려와야 한다는 뜻이다. 태양열이 아래로 내려와 땅에 닿으면 물이 수증기가 되어 대기로 올라가고, 그 수증기는 다시 하늘에서 구름이 되었다가 이내 비가 되어 땅에 떨어지는 영속적인 순환을 한다. 이 순환은 사람에게도 적용된다.

앞서 목, 화, 토, 금, 수의 오행 에너지 성질을 말할 때, 화 기운은 뜨겁고, 수의 기운은 차가운 성질을 품고 있다고 언급했다. 인체의 오장육부 가운데 화 기운을 품은 장부는 심장이고, 수 기운을 지닌 장부는 신장이다.

수승화강의 원리는 신장의 수 기운이 위로 올라가 심장의 열을 식혀 머리 쪽은 늘 서늘하고, 반대로 심장의 뜨거운 기운은 아래로 내려와 손발이 따뜻한 상태가 되어야 한다는 《동의보감》의 두한족열頭寒足熱과 일맥상통하는 개념이다. 이것이 인체에서 가장 중요한 에너지 흐름이라 할 수 있다.

우리 몸의 여러 생리 작용 또한 이와 같다. 음식의 섭취나 방귀, 콧물, 눈물, 설사 등은 위에서 아래로 내려가는 작용으로, 하늘 에너지 방향과 일치하기에 자연스러운 선천先天 현상이다. 이에 반해 변비, 가래, 구토, 관장 등의 행위 등은 아래에서 위로 치솟는 땅 에너지의 방향과 일치하여, 후천後天의 흐름이다. 따라서 구토 증상은 비록 사소해 보일지라도 지극히 조심해야 한다.

오행의 에너지 흐름이 균형을 잃으면 다양한 병적인 현상이 나타나기 시작한다. 예를 들어 좌우로 회전하는 성질을 지닌 목(간과 담) 에너지에 조화가 깨지면 좌측이든 우측이든 작동이 원활하지 않아 한쪽에 마비 증상이 온다. '풍을 맞았다'는 표현은 좌우로 움직이는 목 기운이 바람을 의미하기에 이 기운이 과하거나 비정상적으로 침입하여 생긴 부조화를 뜻한다.

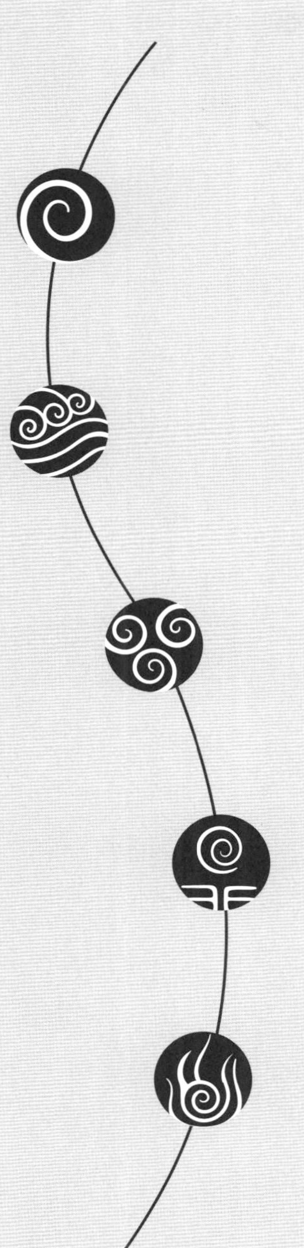

2

계절형 인간의 탄생

몸을 망치는 정체불명의 체질 분류법

몸이 약해지거나 병이 나면 사람들은 건강식품이든 보양식이든 일단 먹는 것부터 챙긴다. 그런데 그 좋다는 것들은 대체 어디에 좋다는 것일까? 증상에 좋은 걸까, 아니면 병이 생긴 몸에 좋은 것일까? 가만히 살펴보면 너나 할 것 없이 증상과 병에 좋다는 것을 먹고, 입고, 마시고, 행한다. 그러나 정작 중요한 것은 '자신의 몸'이 아닐는지….

이처럼 병이나 증상에 초점을 맞추다 보니 각자 지닌 고유한 특성이나 각기 다른 건강 상태는 고려 대상에서 밀려나게 된다. 다시 말해 증상이나 병에 자기 몸을 끼워 맞추는 오류가 발생하는 것이다. 생각해 보자. 소화가 잘 안되고, 편두통이 심하고, 팔다리가 저리다는 증상을 똑같이 호소하는 그 많은 이들 중에 건강 상태나 체질이 일치하는 사람은 단 한 명도 없다. 그런데도 누구 하나 의심하지 않고 '증상'에 따라 일률적으로 처방을 받고 똑같은 치료법을 쓴다. 그러니 누구는 하루 만에 거뜬해지는가 하면, 누구는 석 달 열흘이 가도 낫지 않는 경우가 허

다하다.

이것이 바로 정확한 체질 구분이 필요한 이유이다. 체질을 얼마나 정확하게 구분하느냐에 따라 불균형이나 부조화가 발생했을 때 치유의 성과가 확연히 다르다.

시중에 더러 체질에 따라 약한 장부와 걸리기 쉬운 질병, 해결책, 더불어 먹어야 하는 음식, 금해야 하는 음식 등 건강 전반에 걸쳐 세밀하게 정리해 놓은 정보들이 무수히 많지만, 체질과 건강법과의 상관관계에 대해 속 시원하게 이치를 알려 주는 것은 보기 어렵다. 무엇을 판단하는 근거는 보편적 원리에 기반해 누구나 쉽게 이해할 수 있어야 한다. 해가 지면 어둠이 내리고, 봄이 가면 여름이 오듯이 당연하고 명확한 '섭리'처럼 말이다.

체질 분류는 간단하고 변하지 않아야 한다

조선 후기 한의학자인 이제마 선생이 창안한 사상의학에서는 태양太陽, 소양少陽, 태음太陰, 소음少陰의 사상四象을 신체에 적용해 모든 사람의 체질을 네 가지 유형으로 분류했다.

수많은 환자를 치료하던 중 이제마 선생은 어느 순간 같은 병이라도 사람마다 반응이 전혀 다르다는 사실에 주목했다. 어떤 이는 약을 먹고 금세 회복되지만, 어떤 이는 오히려 증세가 깊어졌다. 그는 이러한 차이가 단순한 체력이나 습관 때문이 아니라 사람마다 타고난 체질의 근본 차이에서 비롯된 것임을 깨달았다.

그 후 오랜 세월에 걸친 임상과 사색 끝에 이제마 선생은 인체의 장부가 크고 작음(大小)의 차이를 지닌다는 사실을 발견했고, 이로써 체질의 원리를 세상에 처음으로 체계화했다.

하지만 아무리 뛰어난 명의라도 신체 내 보이지 않는 음양 에너지의 편차를 감지해, 병자의 오장육부 중 강한 장부와 약한 장부를 구분해 낼 수는 없다. 그런 까닭에 이제마 선생은 네 가지 체질을 구분할 때 얼굴형이나 체형, 음성이나 머리카락 등 외부로 드러나는 유형적 기질과 성격을 기준으로 삼았다. 물론 사상체질은 항간에 떠도는 무수한 체질론에 비해 그나마 구체적이고 편리하다는 장점이 있어 지금까지도 한의학에 널리 이용되고 있지만, 여기에는 중요한 모순이 있다.

첫째 체질을 넷으로 나누는 이론적 근거인 장부의 대소는 음양의 기운 차이에 따라 결정된다고 하면서도 막상 그 체질을 나누는 기준은 체형이나 얼굴형, 성격 등 유형적인 현상을 따르고 있다는 것이다. 즉 무형의 기운을 근거로 하지만 그것이 눈에 보이지 않는 까닭에 유형의 형태를 가져다 기준으로 삼다 보니 이론적 근거와 실제 분류 기준 사이에 뚜렷한 차이가 날 수밖에 없다.

둘째 사상체질 분류의 기준이 되는 체형, 얼굴형, 성격 등의 유형적 기준은 보는 사람마다 제각각이라는 것이다. 그래서 스스로 자신의 체질을 정확히 구별하기 어려울뿐더러 전문가조차 한쪽에선 소양인, 다른 쪽에선 소음인으로 보는 경우가 비일비재하다.

또 다른 체질 분류법으로 봄, 여름, 가을, 겨울의 네 계절로 나누는 방법이 있다. 그러나 여기에는 바람(木, 봄), 뜨거움(火, 여름), 습함(土, 늦여름), 서늘함(金, 가을), 차가움(水, 겨울)이라는 뚜렷한 기운 차이에 따른 다섯 가지 구분에 비해 토에 해당하는 늦여름이 빠져 있다. 최근에는 이를 보완하여 봄, 여름, 늦여름, 가을, 겨울로 나눈 체질 분류법이 나오긴 했지만 그렇게 나누면서도 명리학의 사주팔자 이론을 끌어대 '체질'이 가지는 의미 자체를 모호하게 만들기도 한다. 게다가 체질을 구분하는 명확한 설명이나 근거가 없어, 그것을 주장하는 사람 외에는 누구도 체질을 구분하기 힘들다. 그래서 보통은 진맥이나 상담을 통해서 체질을 알아내야 한다.

다양한 체질 분류법의 근거는?

일본에서 시작해 한때 크게 유행했던 혈액형별 체질 분류법은 A형, B형, O형, AB형의 네 가지 혈액형을 기준으로 사람의 체질과 성격 등 특성을 규정한다. 그러나 이 분류법은 출발부터 본질적인 한계를 안고 있다. 인체의 피는 자연의 이치로 볼 때 달(陰)의 기운에 지대한 영향을 받는다. 그런데 사람의 기질(氣)을 관장하면서 직접적이고 근원적으로 체질에 영향을 미치는 태양의 기운을 반영하지 못하니, 한계가 있을 수밖에 없다.

그 외에 시기별 운기運氣에 의해 일률적으로 특정 장부에 질병이 야기될 수 있다는 동양의학의 운기학을 응용한 체질설이 있다. 이 이론은 허공의 오성 에너지인 오운五運과 땅의 육기六氣라는 운기에 의해 체질이 형성된다고 설명하지만, 정작 그 근본 원리는 명확하게 밝히지 못한다. 즉 정자와 난자가 만나 생명이 잉태되는 입태와 출생이라는 중요한 사건에만 의미를 두었지 그때 체질이 형성되는 원리와 이치에 대해서는 설명이 부족하거나 빠져 있다.

일각에서는 명리학이 태어난 연월일시로 사람의 운명과 건강을 추론

하듯, 체질 또한 출생 날짜와 시각까지 세밀하게 맞추면 한층 정밀하고 정확해질 것이라 여긴다. 그러나 여기에는 대기의 큰 에너지 변화를 놓쳐 버리는 결정적인 맹점이 있다. 예를 들어 어제보다 오늘이 더 춥거나 더울 수 있지만, 큰 틀에서는 여름이 겨울보다 더 추울 수는 없는 법이다. 이처럼 하루 단위나 시간의 미세한 변화까지 오장의 허실에 적용하면 오히려 큰 기준이 흔들리는 모순에 부딪히게 된다.

체질은 명쾌하고 단순한 원리에 의해 누구나 쉽게 이해하고 스스로 판단할 수 있어야 한다. 진리는 알고 보면 언제나 단순하다.

첫 숨의 의미

생과 사를 가르는 첫 번째 기준은 무엇일까? 바로 호흡이다.

숨을 들이마시는 것은 맑은 기운을 받아들이기 위해서고, 내쉬는 것은 몸속에 쌓인 탁한 에너지를 배출하기 위해서다. 숨을 쉰다는 것은 무엇보다 살아 있음을 의미하지만, 그 이전에 호흡을 통해 건강은 물론, 마음의 상태 또한 살필 수 있다.

대개 건강한 성인의 들숨과 날숨의 비율은 4대 6 정도다. 그러나 탁한 기운이 체내에 과도하게 많거나 마음이 불안하면 이 균형이 무너져서 날숨이 더 많아진다. 걱정거리가 많은 사람이나 병을 앓고 있는 사람, 그리고 노인들이 유달리 한숨이 많은 까닭이 바로 그것이다. 반대로 신생아는 날숨보다 들숨이 훨씬 많다.

그렇다면 태아의 경우는 어떨까? 양수 안에 떠 있는 태아는 물고기와 비슷하지만, 아가미 호흡을 하지 않는다. 또한 엄마 뱃속에서 탯줄을 통해 영양분과 산소를 공급받기 때문에 폐호흡을 하는 것도 아니다. 폐

액으로 채워져 있는 태아의 폐는 물 먹은 스펀지와 같아서 엄마 뱃속에서 본래의 활동을 하지 않는다. 즉 성인처럼 직접 가스 교환을 하지 못한다. 엄마가 들이마신 산소는 혈액에 흡수되어 액체 상태로 태반까지 운반된 뒤, 그곳에서 태아가 내뱉은 이산화탄소와 산소가 교환되는 과정을 거친다.

임신 후기에 태아의 폐 안을 채우고 있던 폐액은 출산 과정에서 흉곽 압박, 폐포 흡수 작용 등을 통해 대부분 제거되고, 출생 직후 공기로 대체된다. 가스 교환을 가능하게 하는 폐포는 임신 6개월쯤부터 생성되기 시작하고, 7개월 이후에는 표면활성제가 충분히 분비되어 행여 조산을 하더라도 태어난 아이가 대기 호흡을 할 수 있게 된다.

양수 속에 잠겨 있던 태아가 세상에 나오면 그 순간부터 엄마 뱃속과는 완전히 다른 환경을 만난다. 이제 탯줄을 통한 호흡이 아니라 온몸으로 공기와 함께 대기 중에 존재하는 기운, 특히 자신이 태어난 계절의 기운을 순간적으로 들이마시게 된다. 이때 탁한 에너지도 함께 섞여 있지만 엄마 뱃속에서 하던 방식으로는 몸 안에 들어온 탁기濁氣를 내보낼 수가 없다. 이제는 기도를 통한 폐 호흡이 시작되고, 태어나 처음으로 폐를 통해 들이마신 공기를 '응애' 하는 울음과 함께 내뱉게 된다.

태어나면서 맨 처음 들이마시는 이 순간의 '첫 숨'에는 매우 중요한 섭리가 숨어 있다.

체질이 형성되는 이치

저마다의 고유한 체질은 태어나면서 처음 들이마시는 '첫 숨'에 의해 결정된다.

태어나는 그 순간 대기에 존재하는 계절의 기운을 맨 처음 들이마시는 것이 첫 숨이니, 사람은 태어나는 찰나의 계절 기운에 직접적인 영향을 받게 된다. 이처럼 출생과 동시에 아이의 몸속으로 밀려 들어온 공기 속에 존재하는 오행 에너지의 강약은 신체의 오행 에너지 균형에 영향을 미쳐, 오장육부 중 어느 장부는 실實하고 어느 장부는 허虛해지는 차이를 만든다. 이것이 체질이다.

결론적으로 아이가 태어나 첫 숨을 쉬는 순간, 대기 중에 존재하는 다섯 에너지의 강약은 그때가 어느 계절이냐에 따라 다르며, 이것이 그대로 신생아의 장부 크기 및 체질에 직접적인 영향을 미친다. 이것이 바로 체질이 만들어지는 단순하고도 정확하며, 변치 않는 이치다.

기·미·색의 원리

유형의 사물은 무형의 기운에 의해 움직인다. 이것이 곧 우주 만물을 운용하는 힘의 속성이다. 인간의 몸 역시 무형의 기운에 의해 움직인다. 《동의보감》 내경편에서는 기운(氣)을 일러, 인체의 물줄기인 피를 몰고 다니는 바람에 비유해 다음과 같이 설명한다.

바람이 불면 물도 흐르고, 그 바람이 따뜻한가 차가운가에 따라 물의 흐름이 매끄럽거나 거칠어지듯, 인체의 바람인 기의 작동이 멈추면 인체의 물인 혈血의 흐름 또한 멈춘다는 뜻이다.

이러한 원리를 인간을 비롯한 자연 만물에 적용하여, 오행의 성질로 분류하는 기준이 바로 '기氣·미味·색色'의 원리다. 여기서 '기'는 무형의 에너지 또는 기운을 의미하고, '미'는 맛과 형태를 뜻하며, '색'은 사물이 지닌 빛깔을 말한다. 오행의 분류 기준이 되는 '기·미·색'에는 우선순위가 있으니, 기운(氣)이 가장 상위 개념이다.

희고 짠맛의 소금을 예로 들면 색으로는 금金(흰색)에 해당하지만, 맛은 수水(짠맛)에 해당한다. 이때 오행 분류 기준에서 색보다 미가 우선하므로 소금의 성질은 수로 분류된다. 그런데 같은 소금이라도 오행의 수에 해당하는 북쪽에서 난 소금이 반대 방위인 남쪽(火)이나 중부(土)에서 난 것보다 훨씬 순수하고 강한 수 기운을 지닌다고 볼 수 있다.

즉 사물의 에너지를 분류할 때 색깔(色)보다는 맛(味)이, 맛보다는 기운(氣)이 우선이다.

5계절 5체질의 탄생

계절이 바뀌고 낮과 밤이 오가고 날씨를 움직이는 등 자연의 모든 변화를 일으키는 궁극적인 에너지 원천은 태양이다. 잘 알다시피 계절을 구분하는 기준은 태양력을 따른 24절기이며, 이 절기에 따라 일 년을 봄, 여름, 늦여름, 가을, 겨울의 다섯 계절로 나눌 수 있다.

봄에는 목 기운, 여름에는 화 기운, 늦여름에는 토 기운, 가을에는 금 기운, 겨울에는 수 기운이 왕성하다. 결국 목, 화, 토, 금, 수 오행의 에너지를 만들고 그 작용을 관장하는 것은 태양의 움직임이다.

목 계절인 봄은 입춘부터 입하 전까지, 화 계절인 여름은 입하부터 하지 전까지, 토 계절인 늦여름은 하지부터 입추 전까지, 금 계절인 가을은 입추부터 입동 전까지고, 수 계절인 겨울은 입동부터 다음 해 입춘 전까지다. 물론 절기를 나누는 날짜는 양력이다. 매년 양력 2월 4~5일경이 입춘, 5월 5~6일경이 입하, 6월 21일경이 하지, 8월 6일~9일경이 입추, 그리고 11월 7~8일경이 입동이다. 이 날짜는 거의 변동이 없다.

허공에 존재하는 뚜렷한 다섯 기운의 차이로 인해 봄(바람), 여름(뜨거움), 늦여름(습함), 가을(서늘함·건조함), 겨울(차가움)의 다섯 계절이 생기고, 그 계절에 따라 태어난 사람의 신체 기운이 만들어진다.

봄에 태어난 봄 사람은 목 체질, 목생木生이라 하고, 여름에 태어난 여름 사람은 화 체질, 화생火生이라 한다. 그리고 늦여름에 태어난 사람은 토 체질, 토생土生이라 하고, 가을에 태어난 사람은 금 체질 또는 금생金生, 겨울에 태어난 사람은 수 체질 또는 수생水生이라 한다.

이처럼 태양이 만든 다섯 계절을 통해 '계절형 체질'이 형성된다.

약해지는 계절

간혹 어떤 이론에서는 자기가 태어난 계절의 기운을 강하게 타고난다고 하는데, 체질을 말할 때 그렇게 해석했다가는 낭패를 볼 수 있다.

앞서 우주 만물이 모두 음양의 상반된 기운으로 형성되고 움직인다는 음양 원리에 대해 설명했다. 피부가 부드러우면 뼈가 단단하고, 반대로 거북이 등껍질처럼 피부가 거칠어지면 뼈는 푸석해진다. 목욕할 때도 체온보다 높은 온도의 물에 온몸을 담그면 상대적으로 몸속 심장의 열은 빠진다. 반대로 가슴 아래까지만 몸을 담그는 반신욕을 하면 찬 공기에 노출된 상체는 식는 대신 몸속 심장에 열이 오른다. 이처럼 외부의 기운이 강해지면 내부의 기운은 상대적으로 약해진다.

이러한 음양의 원리에 따라 태어나는 순간 대기에 존재하는 오행 에너지의 강약에 따라 '계절형 체질'이 형성된다. 음양 원리가 인체의 오장육부에 적용되는 원리는 다음과 같다. 봄이 되어 대기 중에 목 기운이 강성해지면 유독 봄에 태어난 사람들의 장부인 간과 담이 가장 약해지고, 여름이 되어 대기에 화 기운이 강성해지면 여름 사람의 장부인 심장과 소장이 제일 약해진다. 마찬가지로 늦여름이 되어 토 기운이 번성하면 늦여름 사람의 장부인 비장과 위장이 쇠약해진다. 가을이 와서 금

계절형 체질 분류법

- 계절을 나누는 절기의 날짜는 양력이다.
- 정확한 계절형을 알기 위해서는 만세력을 이용해 자신이 태어난 해의 양력 생일을 알아야 한다.
- 양력 생일이 2월, 5월, 6월, 8월, 11월처럼 계절이 바뀌는 달인 경우에는 반드시 양력 날짜까지 정확히 알아야 한다.
- 양력 생일이 속한 절기에 해당하는 계절이 자신의 계절형이 된다. 예를 들어 1946년에는 2월 4일이 입춘이었지만, 1947년에는 2월 5일이 입춘이 돼 하루 차이가 난다. 따라서 1946년 2월 4일생은 봄(木) 사람이지만, 1947년 2월 4일생은 입춘 전에 태어났으므로 겨울(水) 사람이 된다.
- 봄과 여름처럼 붙어 있는 계절형은 상생, 여름과 겨울처럼 서로 떨어진 계절형은 상극이다. 구체적으로 자신의 계절형과 양옆에 붙어 있는 계절형과는 상생 관계이고, 나머지 떨어져 있는 두 개의 계절형과는 상극 관계다(다음 페이지 그림 참조).

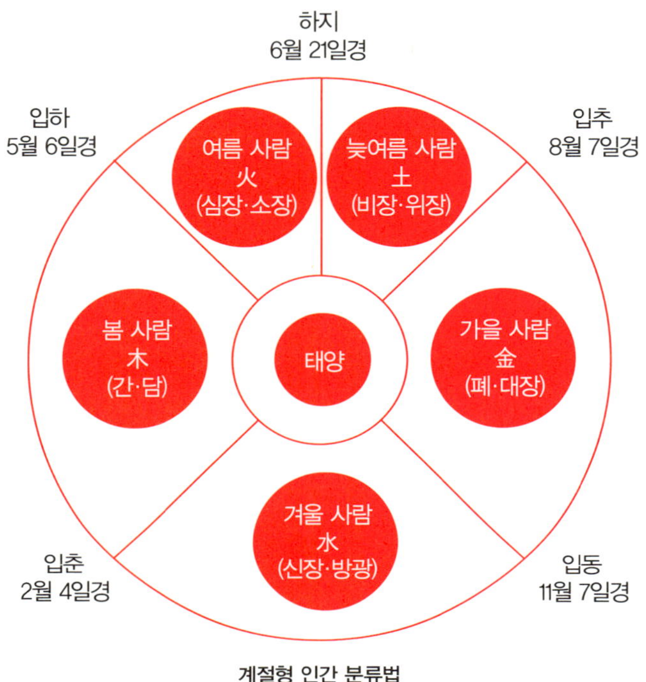

계절형 인간 분류법

기운이 세지면 가을 사람 장부인 폐와 대장이 약해지고, 겨울이 되면 겨울 사람들의 장부인 신장과 방광이 약해진다. 즉, 자기가 태어난 계절의 기운을 가장 약하게 타고난다는 게 체질의 법칙이다.

계절형 체질의 상생과 상극

봄에 태어난 사람은 태생적으로 목 기운의 장부인 간과 담을 가장 약하게 타고나며, 양옆의 상생 관계에 있는 화 기운 장부인 심장과 소장, 수 기운 장부인 신장과 방광도 더불어 약한 편이다. 반대로 상극 관계에 있는 금 기운 장부인 폐와 대장, 토 기운 장부인 비장과 위는 강하게 타고난다.

여름에 태어난 사람은 화 기운 장부인 심장과 소장을 가장 약하게 타고나며, 양옆의 상생 관계에 있는 토 기운 장부인 위장과 비장, 그리고 목 기운 장부인 간과 담이 더불어 약하다. 반대로 상극 관계에 있는 수 기운 장부인 신장과 방광, 그리고 금 기운 장부인 폐와 대장을 강하게 타고난다.

늦여름에 태어난 사람은 토 기운 장부인 비장과 위장이 선천적으로 가장 허하며, 양옆의 상생 관계에 있는 금 기운 장부인 폐와 대장, 화 기

Tip

상생·상극 관계 활용법

구분	봄(木)	여름(火)	늦여름(土)	가을(金)	겨울(水)
봄 체질 입춘 ~ 입하 전	가장 좋음	좋음	피하는 것이 좋음	가장 피해야 함	좋음
여름 체질 입하 ~ 하지 전	좋음	가장 좋음	좋음	피하는 것이 좋음	가장 피해야 함
늦여름 체질 하지 ~ 입추 전	가장 피해야 함	좋음	가장 좋음	좋음	피하는 것이 좋음
가을 체질 입추 ~ 입동 전	피하는 것이 좋음	가장 피해야 함	좋음	가장 좋음	좋음
겨울 체질 입동 ~ 입춘 전	좋음	피하는 것이 좋음	가장 피해야 함	좋음	가장 좋음

운 장부인 심장과 소장이 함께 약하다. 반대로 상극 관계에 있는 목 기운 장부인 간과 담, 수 기운 장부인 신장과 방광을 실하게 타고난다.

가을에 태어난 사람은 금 기운 장부인 폐와 대장을 가장 약하게 타고나며, 양옆의 상생 관계에 있는 수 기운 장부인 신장과 방광, 토 기운 장부인 위장과 비장이 함께 약하다. 반대로 상극 관계에 있는 화 기운 장부인 심장과 소장, 목 기운 장부인 간과 담이 강하다.

겨울에 태어난 사람은 수 기운 장부인 신장과 방광을 가장 약하게 타고나며, 양옆의 상생 관계에 있는 목 기운 장부인 간과 담, 금 기운 장부인 폐와 대장이 함께 약하다. 반대로 상극 관계에 있는 화 기운 장부인 심장과 소장, 토 기운 장부인 비장과 위장이 강하다.

건강의 근간이 되는 원칙

요즘 들어 체질을 바꾼다는 별별 건강법들이 성행하고 있다. 그러나 타고난 체질을 바꾸는 것은 계절을 바꿔 다시 태어나지 않는 한 불가능하다. 그렇다면 체질은 절대 바꿀 수 없으니 평생 짐으로 짊어지고 가야 할까?

꼭 그렇지만은 않다. 물론 타고난 체질을 바꿀 수 없기에 계절형에 따라 태생적으로 허한 장부가 염려스러울 수 있다. 하지만 짐은 도중에 덜어 내서 가벼워질 수도, 불어서 무거워질 수도 있다.

기운의 부조화로 생긴 체질의 약점은 부족한 에너지만 제대로 채워 주면 얼마든지 균형을 되찾아 조화롭게 만들 수 있다. 그 해답이 바로 '계절형 인간'에 있다!

가을에 태어난 금 체질 사람이 허해서 병이 생긴다면 가장 약하게 타고난 폐와 대장에서 발생할 확률이 가장 높고, 그 다음이 상생 관계에 있는 수 장부인 신장·방광이나 토 장부인 비장·위장일 것이다. 그에 반해 상극 관계에 있는 화 장부인 심장·소장이나 목 장부인 간·담은 실해서 병이 발생할 확률이 상대적으로 낮다. 다만 확률적으로 낮기는 하지만 지나치게 기운이 강성한 화 장부나 목 장부가 원인이 되어 병이 생기는 경우도 없지 않다.

어쨌든 금 체질 사람이 치료를 위해서는 병이 아니라 병의 원인이 된 장부의 에너지 불균형에 초점을 맞춰야 한다는 점은 반드시 유의해야 한다. 설사 다른 장부에서 병이 발생하더라도 병이 생긴 장부만 다스릴 것이 아니라 가장 허하게 타고난 금 장부를 함께 보강하면서 상생 관계에 있는 수 장부와 토 장부의 기운을 강화해 주어야만 불균형이 해소되어 건강이 완전하게 회복될 수 있다.

또 금 체질인 사람의 병이 상생 관계에 있는 수 장부나 토 장부에서 발생했다 하더라도 가장 허하게 타고난 폐와 대장을 먼저 보강하고, 그 다음으로 병이 발생한 신장·방광이나 비장·위장의 기운을 보강해야 한다.

이런 이치를 모르면 몸에 좋다고 하는 이런저런 시도들이 오히려 건강을 해칠 수 있다. 자신의 신체에서 기운을 보강해 주어야 할 장부가 아닌, 오히려 반대편 기운이 강한 장부 쪽에 기운을 더욱 더해서 장부 간 에너지 불균형을 한층 심화시키는 위험한 결과를 초래할 수 있다.

유명 인사들의 계절 체질의 비밀

'5월의 사나이'라 불리는 야구 선수 이승엽의 양력 생일은 1976년 8월 11일이다.

매년 8월 7일경이 절기상 가을이 시작되는 입추이니, 이 선수는 가을 사람이다. 당연히 자기가 태어난 계절인 가을에 몸이 가장 약하다. 더불어 가을과 양옆으로 상생 관계에 있는 늦여름, 겨울에도 몸이 약하다. 그에 반해 상극 관계에 있는 봄과 여름이 되면 체내의 에너지는 어느 때보다도 강성해진다.

그가 유독 여름이 시작되는 5월에 홈런을 몰아 쳐서 대한민국의 대표 홈런 왕이 된 것은 결코 우연이 아니다. 그의 별명이 어째서 '5월의 사나이'인지 계절형 체질의 이치를 알고 나면 쉽게 이해가 된다.

또 다른 예로 베토벤의 사망 원인은 간경화에 따른 간부전으로 알려져 있다. 평소 간이 좋지 않은 상태에서 감기에 걸렸고 그것이 폐렴으로 발전해 지병이 악화된 것이다. 일각에선 베토벤 사후에 머리카락을 분석한 결과, 납 수치가 높게 나온 것으로 보아 그의 사망 원인이 납 중독이며 그 부작용으로 귀가 먹었을 수 있다는 설이 제기되기도 했다.

베토벤은 1770년 12월 17일 세례를 받은 기록이 남아 있어서 통상 하루 전인 16일에 태어난 것으로 추정된다. 계절형으로 보아 겨울 사람, 수 체질이다. 그렇기에 겨울 장부인 신장과 방광, 그리고 수 기운이 주관하는 귀를 약하게 타고났다. 천재성이 있는 사람은 몰입도가 일반인에 비해 월등히 뛰어나다. 엄청난 집중력은 신체의 에너지 소모를 촉발시키므로 과다한 에너지 소실로 약하게 타고난 베토벤의 신장과 방광, 그리고 귀에 이상이 생겼을 것이다. 평소 간이 좋지 않았던 것은 수 기운과 상생 관계인 목 기운 역시 약하니 당연한 결과라 할 수 있다.

20세기 최고의 시인이라 불리는 라이너 마리아 릴케도 베토벤과 같은 수 체질이다. 1875년 12월 4일생인 릴케는 생전에 자신과 반대 기운을 가진 장미(火)를 유난히 좋아했다고 한다. 그를 죽음으로 몰고 간 것이 그토록 사랑하던 장미 가시였던 것은 마치 운명의 장난과도 같다. 장미꽃을 꺾다 가시에 찔린 상처가 패혈증(金)을 유발해 가장 약해지는 계절인 겨울(水)에 죽음을 맞고 말았다.

인간관계에서도 작용하는 오행 체질의 원리

오늘날 우리는 다양한 사람들과 복잡한 관계를 맺으며 매 순간 선택과 판단의 기로에 선다. 때로 옳다고 믿고 내린 결정이 후에 예상치 못한 결과로 돌아와서 후회와 자책이 가슴을 파고들기도 한다. 그래서 복잡한 현실 앞에서 언제나 깊은 갈등과 고뇌를 하게 된다.

수행자가 아닌 이상 우리는 세상과 단절된 채 홀로 살 수 없다. 어린 시절에는 가족 안에서 관계를 배우고, 성인이 되어서는 사회의 일원으로 다양한 관계를 맺는다. 특히 사회 집단은 가족과 달리 구성원 개개인의 판단과 행동에 엄격한 잣대를 적용한다. 그에 따라 냉정한 책임을 묻기에 긴장의 연속일 수밖에 없다. 그러다 보니 때로는 누군가 대신 삶의 중요한 결정을 내려 줬으면 하는 마음마저 들 때가 있다.

긴장의 끈을 놓기 힘든 일상 속에서도 최소한 나를 둘러싼 상황을 제대로 바라볼 수 있는 눈이 있다면 여유를 갖고 중심을 잡을 수 있다. 이러한 복잡한 현실에서 나와 타인, 그리고 나와 사물의 관계를 밝히고 가늠하는 기준이 되어 주는 것이 바로 계절형 인간에서 제시하는 '오행의 이치'다.

오행의 이치를 바탕으로 나 자신과 타인, 그리고 주변 사물의 기운과 성질을 정확히 이해한다면, 어떤 행동이 옳은지, 내게 맞는 선택과 판단은 무엇인지, 또 내가 처한 상황에서 어떤 해법이 필요한지 수월하게 가늠할 수 있다.

금 체질의 엄마와 목 체질의 아들

목 체질의 아들을 둔 금 체질 엄마로부터 이런 고충을 들은 적이 있다.

엄마 눈엔 산만하고 정리 정돈을 못 하는 아들이 불만스럽기 짝이 없었다. 눈에 띄는 것마다 마음에 들지 않으니 잔소리가 끊이지 않았다.

"왜 그리 진중하지 못하니?"

"어지르지만 말고 좀 치워라."

거칠고 촐랑대는 태도도 눈에 거슬렸다.

하지만 아들도 엄마가 불만스럽기는 매한가지다. 좋은 말은 없고, 항상 큰소리만 나오니 주눅이 들 수밖에 없다. 그러다 어느 순간에는 불같은 성격이 튀어나와 반항하기도 했다.

이 모자의 체질적 성향을 살펴보면, 금 체질인 엄마는 규칙과 예의, 그리고 깔끔함을 중시한다. 반면 목 체질인 아들은 어수선하고 산만하며 자유로운 성향이다. 성질이 갑자기 폭발해 튀어나오는 것도 목 장부인 간의 기질이다.

하루의 에너지 흐름을 놓고 봐도 차이가 있다. 저녁 시간에 해당하는 금 체질의 엄마는 오전에 에너지가 가장 좋고 저녁으로 갈수록 피곤해진다. 반대로 새벽에 해당하는 목 체질의 아들은 아침에는 피곤하고 오후가 되어야 비로소 쌩쌩해진다. 특히 목 기운이 왕성한 새벽에는 전혀 맥을 추지 못한다.

그러니 아마도 시험 기간이나 수험생 시기에 엄마는 조급한 마음에 이른 아침부터 아들을 깨우고, 아들은 하루 중 가장 힘든 시간에 좀처럼 정신을 차리지 못하니 충돌이 일어난다.

대부분의 가정에서 이런 상황을 단순히 성격이나 습관 문제로 여기지만, 이치를 알고 나면 비로소 체질 차이에서 비롯된 현상이라는 것을 깨닫게 된다.

그러므로 봄 태생인 아들에게는 장황한 잔소리보다 요점만 간단히, 결론부터 전하는 것이 훨씬 효과적이다. 오히려 봄 사람은 심리적·신체적으로 균형이 깨지면 지나친 깔끔함으로 결벽증을 보이기도 한다. 그러니 아들의 책상이 어질러져 있는 것은 건강하다는 신호이며, 엄마로서는 안심할 일이다.

인간관계를 긍정적으로 풀어 가는 방법

열 손가락 깨물어 안 아픈 손가락이 없듯, 부모에게 자식은 모두 귀한 존재다. 하지만 자식을 키우다 보면 '내 속으로 낳았지만 내 마음대로 안 된다'는 말이 절로 나온다. 뿐만 아니라 똑같이 한배에서 나왔건만 형제 간 성격도, 입맛도, 취향도, 기질도 제각각이라 혼란스럽기 그지없다.

지인 중에 70대 토 체질의 어머니가 있다. 슬하에 네 명의 자녀를 두었는데, 수 체질의 장녀, 목 체질의 장남, 토 체질의 차남, 목 체질의 막내딸 이렇게 2남 2녀의 다복한 가정을 이루셨다.

이 어머니가 자식들에 대해 들려 주신 이야기가 재미있다. 장녀는 입 안의 혀처럼 고분고분하고 군소리 한마디 없이 순종적인 반면, 장남과 막내딸은 때로 조심스러울 정도로 대하기 어렵고 이해하기도 힘들다고 한다. 차남은 자신과 성격이 비슷해 고민이 생기면 늘 셋째를 먼저 찾는 다고 한다.

내가 똑같이 낳았는데 자식들이 어째서 이렇게 다를까? 이야기를 듣고 유독 두 자녀만 어려운 이유를 물었더니 "장남은 장자라 너무 치켜 세워 키웠고, 막내는 오냐오냐 버릇을 잘못 들여서 그런 것 같다"고 대답했다. 하지만 그런 문제는 아닌 듯하다.

장녀를 먼저 살펴보면, 오행 에너지 상생과 상극의 이치로 볼 때 흙은 물을 누르는 상극 관계이다. 즉 수 체질인 장녀의 기운을 토 체질 어머니의 기운이 누르므로. 어머니 입장에서는 대하기 쉽고 편안하다. 물론 딸의 입장은 달랐을 것이다.

이에 반해 장남과 막내의 목 기운은 어머니의 토 기운과 상극이면서 누르는 위치에 있다. 그래서 어머니 입장에서는 자식이지만 대하기가 어렵고 힘에 부치게 느껴진다. 자신과 같은 토 체질인 차남은 당연히 잘 통하고 이해의 폭도 넓다.

이처럼 모든 인간관계의 이면에는 보이지 않는 오행의 상생과 상극의 원리가 작용한다. 다양한 관계에 오행의 이치가 작용한다는 사실을 이해하면 부부나 부모·자식 관계는 물론, 사회 속 다양한 인간관계도 훨씬 수월하고 긍정적으로 풀어갈 수 있다.

사랑의 콩깍지가 벗겨지는 이유

그렇다면 서로 상극 관계에 있는 계절형 사람끼리는 늘 불화할까? 그렇지는 않다.

'지성이면 감천'이라는 말처럼, 진정한 마음은 하늘과 땅도 감동시킨다. 늦여름(土) 체질과 봄(木) 체질은 상극 관계이지만, 서로 사랑한다면 문제가 되지 않는다. 토 체질의 눈에 거칠 것 없는 목 체질의 자유로움이 매력으로 보이고, 목 체질은 사람을 챙기고 품어 주는 토 체질의 자상함과 세심함에 마음이 끌린다. 사람은 비슷해서 반하기도 하고, 달라서 반하기도 한다. 관계가 좋을 때는 상극의 차이가 오히려 매력적으로 느껴진다.

그러나 시간이 지나 지극하던 마음이 희석되면 사소한 말과 행동에도 조화롭지 못한 모습이 서서히 나타난다. 그리고 부조화가 잦아질수록 오행의 상극 작용에 얽매이게 된다. 이제는 반대로 상대의 단점이 두드러져 보인다.

그토록 매력적이었던 목 체질의 자유로움은 산만함과 무계획으로 느껴지고, 든든하던 토 체질의 자상함은 집착이나 구속으로 인식된다. 이것이 흔히 말하는 '콩깍지가 벗겨졌다'거나 '권태기'라 불리는 상황이다. 근본적으로 서로의 계절 체질이 다른 데서 빚어지는 오해가 눈을 가려 상대의 조화로움을 보지 못하는 것이다.

이혼을 고민하는 부부들의 이야기를 들어 보면 대부분 자신이 변한 것도 아니고 배우자가 달라진 것도 아닌데 더 이상 예전의 사랑과 믿음이 느껴지지 않아서 괴롭다고 말한다.

부모와 자녀 사이도 마찬가지다. 아이가 천사 같고 부모가 슈퍼맨처럼 보이는 시기가 지나면, 자연스럽게 계절형의 이치가 작용하기 시작한다. 이제는 이해하려는 노력이 필요하다. 내 자식이니 나와 비슷할 것이라는 생각을 버리고, 차이점을 존중하는 자세를 가져야 한다. 아이가 자라 사회로 나가면 더 많고 다양한 관계를 맺게 된다. 이때 가족 안에서 배운 관계 방식이 평생의 지표가 될 것이다.

사람은 가족을 비롯해서 친구와 선후배, 직장 상사와 동료, 결혼 후에는 또 다른 가족 관계를 맺는다. 심지어 단골 가게 주인과 소소한 일상적 관계도 있고, 학부모 모임이나 친목 회원 등에 이르기까지 일생 동안 맺게 되는 관계가 헤아리기 힘들 정도로 다양하고 많다.

자신을 둘러싼 인간관계를 돌아보면 흥미로운 점을 발견하게 된다. 친한 관계의 사람들의 계절형이 대부분 나와 같거나 상생 관계에 있다는 것이다. 같은 계절형이나 상생 관계의 체질 사이에는 차별성이 적으니 어쩌면 당연한 결과다.

반대로 상극 관계의 계절형 사람과는 시간이 흐를수록 낯설거나 껄끄럽게 느껴지곤 한다. 딱히 누구의 잘못이 아니라, 마치 서양과 동양의 문화 차이처럼 각자가 가진 성향이 다른 것이다. 물론 그렇다고 상극 관계에 있는 모든 이들과 사이가 소원한 것은 아니다.

이 모든 것이 개개인의 계절형 차이가 빚어낸 결과일 뿐이니, 이런 이치를 이해하면 오해가 풀리고, 의문이 해소된다. 계절형은 사람을 가르는 장벽이 아니라, 오히려 상대방과의 차이를 이해할 수 있도록 돕는 통로가 된다. 계절형 이치가 조화로운 삶을 향한 나침반이 되어 주는 것이다.

피부색도 오행이다

지구상에는 무수히 많은 인종이 존재하며 그에 따라 피부색도 매우 다양하다. 피부색은 일생 동안 바뀌지 않기 때문에, 인종을 구분하는 가장 직관적인 기준이 되기도 한다. 전세계의 인종은 크게 황인종·백인종·흑인종으로 나뉘며, 이는 계절형 체질을 구분하는 하나의 단서가 되기도 한다. 피부색에 따른 분류는 앞서 언급한 기氣·미味·색色의 원리 중에서 가장 하위 개념인 '색'의 원리를 기반으로 한다.

아마 아직도 많은 분들이 '자신의 체질에 해당하는 장부와 그 기운을 강하게 타고난다'는 세간의 이론에 오래 익숙해 있을 것이다. 그러나 계절 체질형을 설명할 때는 오히려 그 반대이다. '강하다'고 표현하는 것은 그 계절 자체의 속성이므로 당연히 자신의 체질은 그 반대에 해당하는 '약하게 타고난' 오행 성질 가운데서 찾는다. 계절형 인간의 원리는 '자신의 계절형에 해당하는 기운을 가장 약하게 타고난다'는 점을 반드시 기억해 두자.

검은색은 오행 중 수 에너지의 속성을 지닌다. 다시 말해 피부색이 짙은 흑인들은 수 에너지 속성을 강하게 타고나므로, 상대적으로 그와 상극 관계에 있는 화 에너지 혹은 토 에너지를 약하게 타고나는 것이다. 그러므로 당연히 그들의 체질은 약하게 타고나는 화 체질, 혹은 토 체질 가운데 어느 하나에 해당한다. 자연히 자신들이 약하게 타고나는 화와 토의 기운을 보충해 주는 환경과 음식에 본능적으로 끌린다.

검은색에 해당하는 수 에너지는 방광과 생식 기능 전반을 관장한다. 화 체질 또는 토 체질을 가진 흑인들은 화와 토에 해당하는 기운을 약하게 타고난 반면, 반대되는 수 에너지는 강하게 타고난다. 그렇기에 대체로 생식력이 좋고, 출산 후에도 비교적 회복력이 빠르다.

허리를 많이 움직이면서 리듬감 있게 걷는 흑인들의 걸음걸이도 허리를 관장하는 수 기운에서 비롯된 것으로 볼 수 있다. 어깨나 머리 위에 물건을 이고도 아주 안정적으로 걷는 것 역시 같은 이치다. 강하게 타고난 허리(水)의 힘을 조절하여 약하게 타고난 심장(火)과 위장(土)의 균형을 잡는 본능적인 움직임이다.

또한 이들의 춤을 보면 위로 뛰어오르는 동작이 많은데, 아래에서 위로 솟구치는 성질을 가진 수 에너지의 속성 때문이다. 그러니 농구나 육상 같은 스포츠에서 자연스럽게 두각을 나타내는 것이다.

이와 같은 체질적 경향은 음식 문화와 색채 감각에도 반영된다. 즐겨 먹는 음식도 약하게 타고난 심장·소장(火)과 비장·위장(土)의 기운을 보충하는 야콘(土)이나 망고(土), 구아바(土), 카카오(火), 파파야(土), 루이보스(土) 등이다. 이들의 의상이나 치장에 유독 붉은색(火)과 노란색(土)

의 강렬한 조합이 많은 이유도 체질적 요구와 밀접한 관련이 있다.

백인은 목 체질·화 체질

백인종의 밝은 피부색은 금 에너지 속성을 띤다. 다시 말해 금의 기운이 강하다는 뜻이니, 단순히 피부색으로만 보자면 백인종은 금 에너지와 상극 관계에 있는 목과 화 에너지를 약하게 타고난다는 뜻이다. 그러므로 백인종의 체질은 약하게 타고나는 목 체질 또는 화 체질에 해당된다.

백인종은 금 에너지의 속성을 강하게 타고나기에 대체로 규칙과 예의를 중시하며, 냉철한 사고가 특징이다. 빠르고 날카로운 결단력을 가지고 있어 예로부터 의견이 충돌할 경우에는 결투와 같은 속전속결의 방법으로 끝장을 보기도 했다.

스포츠도 마찬가지로 사선으로 멀리 움직이는 금 에너지의 속성에 따라 야구나 미식축구, 골프 등에서 두각을 보인다.

성향적으로는 신중하고 고독한 금 에너지의 속성으로 인해 타인에 대한 경계심이 높고 개인주의적이다. 개인의 공간과 사생활을 중시하는 문화가 형성되었고, 사회적 거리감을 유지하며 독립적인 삶을 추구하는 경향이 강하다. 이들이 넓은 땅에서 서로 일정한 간격을 두고 살아가는 것은 단순히 생활 방식의 차원이 아니라, 냉정하고 정제된 금 에너지의 속성이라 볼 수 있다.

체질을 살펴보면 금 기운이 강하다는 것은 곧 상극 관계에 있는 목이나 화 기운을 약하게 타고났다는 뜻이기에 이들 대부분이 봄(木) 체질, 여름(火) 체질에 속한다. 재차 말하지만 이는 오로지 피부색으로만 구분한 경우다.

식생활에서는 당근(火), 시금치(木), 브로콜리(火), 오렌지(木), 포도(木), 등푸른생선(木), 연어(火), 칠면조(火) 등이 즐겨 먹는 음식이다. 이들은 약하게 타고난 심장·소장 같은 화 장부와 간·담과 같은 목 장부의 기운을 보충해 주는 것들이다.

의복도 유달리 푸른색(木) 계열의 청바지나 셔츠가 잘 어울리는데, 근본적으로 체질적 요구와 관련이 있다. 그러므로 체질적 성향을 모르는 채 그들의 유행과 생활 방식을 일방적으로 따라 한다면 자칫 건강을 해칠 수 있다.

같지만 다른 황인종

피부색이 노란 황인종의 경우는 색으로 구분했을 때, 에너지의 속성이 토에 해당한다. 이 말은 토 에너지를 강하게 타고났다는 뜻이므로 이들에게 약한 기운은 자연히 토와 상극 관계에 있는 수 기운이 된다. 다시 말해 황인종은 대체로 약하게 타고나는 기운에 해당하는 수 체질로 볼 수 있다. 그래서 전통적으로 출산 후 냉기나 바람을 피하고 몸을 따뜻하게 하는 산후조리 문화가 발달해 왔다. 이는 단순한 풍습이 아니라, 체질적으로 에너지 균형을 지키기 위한 지혜라 할 수 있다.

그러나 같은 황인종이라도 우리나라와 일본, 동남아 지역 사람들 사이에는 뚜렷한 차이가 있다. 그것은 피부색(色)이 같다고 해도 살고 있는 곳(味), 예컨대 건조한 사막 지역인지 바다로 둘러싸인 습한 섬나라인지 등에 따라 생활 방식이나 습성, 식생활이 달라지기 때문이다.

거주 환경의 특성으로 오행의 기운을 구분하는 것은 앞서 언급한 기·미·색의 원리 중 색보다 상위 개념인 미를 기준으로 하는 것이다. 그

것은 백인종과 흑인종의 경우도 마찬가지이지만, 여기서는 우리와 관련 있는 황인종을 통해 자세히 살펴보자.

우선 사면이 바다로 둘러싸인 일본은 대기 중에 습기(土)가 많아서 음양의 이치에 따라 인체 내에 토 기운이 상대적으로 약하다. 따라서 환경적으로 볼 때 대체로 일본인은 늦여름(土) 체질에 속한다고 볼 수 있다. 일본의 가옥에 짚(土)으로 만든 다다미를 까는 것은 약하게 타고난 토 에너지를 보강하기 위한 방편이다. 이와 같은 습성은 단맛(土)이 강한 식문화에서도 엿볼 수 있다. 대표적으로 일본 된장인 미소와 단무지는 모두 노란색을 띠는 대표적인 토 에너지 음식이다. 특히 미소는 우리 된장과 달리 소금 없이 대두(土)만 발효(土)시켜 만든 음식이기에 토 기운이 매우 강하다. 일본의 전통 경기인 스모는 약하게 타고난 토 기운을 강화하기 위해 체중(土)을 늘리고, 배(土)의 힘으로 상대를 제압한다.

늦여름 기운이 약하니 상대적으로 상극 관계에 있는 수 에너지는 강하다. 때문에 수 기운이 주관하는 하체 부위가 튼튼해서 겨울에도 아이들이 반바지 차림으로 다니는 모습을 흔히 볼 수 있다. 또한 습이 많은 만큼 유황(土) 온천, 청주(土) 목욕 등 토 에너지를 보강하는 다양한 목욕법이 발달했다.

태국을 비롯한 동남아 지역은 일본보다 훨씬 더 습하다(土). 때문에 이 지역 사람들은 사방으로 통풍이 잘되는 나무 구조의 집을 짓고 산다. 쌀국수(土)나 안남미(土)처럼 위와 비장에 부담이 적은 음식을 주식으로 하고, 밥도 찌거나(土) 볶아서(火) 토 기운을 강화하는 방식이다. 요리에 자주 쓰이는 고수(金), 레몬그라스(金), 코코넛(土) 등의 향신료 역시 토 성질을 더하는 재료들이다.

그에 비해 우리나라는 삼면이 바다로 둘러싸여 있는 반도 지형이다. 계절의 변화가 뚜렷하고 산이 많아 일본이나 동남아보다 습한 기운이 덜하다. 다시 말해 대기 중에 바다의 수 기운과 산의 목 기운이 많기에 인체의 수와 목의 기운은 상대적으로 약하다.

계절을 배제하고 환경적 요인으로만 보자면 한국인의 계절형은 겨울(水)과 봄(木)에 해당한다. 그리하여 체질적으로 약하게 타고난 수 기운이 관장하는 허리(水)를 보호하기 위해 군불 문화가 발달했고, 음식 역시 봄에 채취한 산나물(木)이나 간장, 된장 등 소금기가 많은 짠(水) 양념을 기본으로 섭취했다. 생식기관(水)과 허리(水)에 상당한 부담이 가해지는 출산 직후에는 조리에 각별하게 신경을 쓰는 것 역시 환경에 기인한 체질적 특성 때문이다. 이런 체질적 성향은 산후풍에 시달리는 산모의 수가 과반수 이상이라는 통계 자료를 통해서도 잘 나타난다.

그러나 무엇보다 기氣·미味·색色의 원리 중에 가장 상위 개념은 기의 원리다. 즉 인종과 국적을 가릴 것 없이 태어난 계절에 따라 다섯 가지 계절 체질이 형성되는 것은 가장 자연스럽고 정확한 자연의 법칙이다. 피부색을 불문하고 탄생 계절에 따라 가지는 자신의 고유 체질이 피부색으로 구분하는 인종적 가름보다 훨씬 더 정확하다는 뜻이다.

이처럼 고유 체질을 아는 일은 단순히 자신에게 맞는 음식이나 운동법을 찾아 육체적 건강을 돌보는 데에만 그치지 않는다. 부족한 부분을 정확히 인식하고 채움으로써 삶을 한층 더 풍성하게 만든다는 넓은 차원으로의 확장에 더 중요한 의미를 둔다. 또한 체질 간 차이에서 비롯되는 여러 문제를 극복하고, 이를 통해 우주 만물과 조화를 이루며 보다 균형 잡힌 삶을 살아가는 데 의미가 있다.

신선이 된 사람들

생명체의 피가 도는 줄기를 '맥脈'이라 한다. 맥은 곧 생명의 기운이다. 숨이 다하면 맥도 끊긴다. 우리 몸의 맥에도 음양이 있어서 음의 맥과 양의 맥이 각각의 에너지 방향을 갖는다. 즉 안과 밖, 위와 아래로 흐르는 것이 보통 사람의 정상적인 맥의 흐름이다.

그런데 맥의 흐름이 이런 움직임을 초월해 시작도 없고 끝도 없는 둥근 고리 형태로 순환하는 사람이 있다. 이들을 끊이지 않는 천지의 음양 기운과 합일했다고 해서 음양인陰陽人, 또는 상화인相和人이라 부른다.

도가 수행에서 소주천小周天(인체의 중요한 두 경맥인 임맥과 독맥을 기가 막힘없이 순환하도록 하는 수련 과정) 이상의 경지에 오른 사람을 가리킨다. 그 너머 단계에는 순양인純陽人이라 불리는 존재가 있다. 이들은 몸속의 음기가 완전히 양기로 전환된 사람으로, 세상에서 말하는 '신선'에 해당한다.

달마대사가 9년 면벽 수행 중에 어떤 음식도 입에 대지 않았다는 일화처럼 순양인은 기운만 취하면서도 살 수 있다. 음식물을 먹더라도 자연에서 저절로 생겨난 열매나 약초 등 순수한 것들 외에 핏기가 있거나 사람이 키운 것들은 일절 손대지 않는다. 사람이 키운 음식에는 그것을 잘 키우고자 하는 욕심이 들어가 있게 마련인데, 좋은 마음이든 나쁜 마음이든 그런 인위적인 마음 자체가 탁기濁氣이기 때문이다.

순양인과 상화인은 인간의 체질적 성향을 넘어선 존재들이다.

계절 체질의 오행적 특성

봄 사람·목 체질

입춘(양력 2월 4, 5일경)부터 입하(양력 5월 5, 6일경) 전에 태어난 사람.

에너지 방향　가로(좌우)

방위　동쪽

기氣　바람

미味　신맛

색色　푸른색

가장 약한 장부　간·담(木)

약한 장부　심장·소장(火) / 신장·방광(水)

가장 강한 장부　폐·대장(金)

강한 장부　비장·위장(土)

간·담이 주관하는 신체 부위　근육, 고관절, 발등, 손발톱, 면역력,

신체의 왼쪽

 닭

  자유분방한 작업, 프리랜서, 직접 주도하는 일

- 목 시간인 새벽부터 이른 아침 사이에 신물이 올라오거나 소변이 자주 마렵다.
- 그로 인해 숙면을 취하지 못하고 자주 깨는 경향이 있어서 아침이 유난히 힘들다.
- 평소 명치 부근에 답답한 증상이 있으며, 특히 식후에 증상이 더 심해진다.
- 피곤할 때는 몸 왼쪽이 저리거나 마비되는 느낌이 들기도 한다.
- 어깨가 뭉치거나 통증이 있고, 근육이 저리며 쥐가 잘 난다.
- 무리하면 고관절, 양쪽 옆구리, 등 쪽에 불편한 느낌이 있다.
- 때때로 손가락이나 발가락이 저리고, 발등이 뻐근하고 불편하다.
- 허리 통증이 있거나, 허리가 약간 앞으로 구부정하다.
- 면역력이 약해 계절이 바뀔 때 마른기침을 하거나 근육통이 동반된 몸살감기를 앓는다.
- 평소 편두통이 있고, 피부가 매끈하지 않고 닭살처럼 우툴두툴하다.
- 수면 중에 이갈이 습관이 있다.
- 금속이나 복숭아에 알레르기가 있다.

- 이 체질의 사람은 기질이 자유로워서, 얽매이거나 간섭받는 것을

견디지 못한다.

- 집중력이 뛰어나지만 규칙적이고 틀에 박힌 일에는 금세 싫증을 낸다.
- 집단의 일원이 되거나 일정한 형식을 따라야 하는 상황에 강한 반발심을 보인다.
- 판단이 빨라 일을 잘 벌이지만, 마무리가 흐지부지하다.
- 좋고 싫음이 분명하고 솔직담백하다.
- 다만 직설적인 말투나 거침없는 성격 때문에 종종 눈치 없다는 평을 듣기도 한다.
- 때로 괜히 말을 꼬거나 일부러 심통을 부린다.
- 즉흥적으로 판단을 바꾸어서 변덕스럽게 보이는 면이 있다.
- 피곤할 때는 갑작스럽게 화를 내거나 폭언, 또는 폭력적인 태도가 나타날 수 있다.
- 평소와 달리 결벽 증세가 나타나면 신체적·정신적으로 이상 신호일 수 있으므로 주의가 필요하다.

여름 사람·화 체질

입하(양력 5월 5, 6일경)부터 하지(양력 6월 21일경) 전에 태어난 사람.

에너지 방향　세로(위에서 아래)

방위　남쪽

기氣　더위, 뜨거움

미味　쓴맛, 떫은맛

색色   붉은색

가장 약한 장부   심장·소장(火)

약한 장부   간·담(木) / 비장·위장(土)

가장 강한 장부   신장·방광(水)

강한 장부   폐·대장(金)

심장·소장이 주관하는 신체 부위   피와 혈관, 겨드랑이, 팔꿈치부터 어깨까지, 신체 상반신, 얼굴 표정

동물   사슴, 꿩

적성   화려하고 인정받기 좋아하는 성향, 연예인, 정치인, 군인

건강

- 대체로 심장이 예민하고 상체로 열이 몰리는 경향이 있다.
- 작은 자극에도 깜짝 놀라며 심장이 두근거리고, 숨을 몰아쉬거나 무의식적으로 한숨을 내쉬는 경우가 많다.
- 명치 부근이 답답하고 열이 위로 치밀어 오르는 느낌을 자주 경험한다.
- 피로가 쌓이면 심장, 등, 엉덩이 부위가 불편하거나 시리고 아프다.
- 얼굴은 붉은 편이고 여드름이 잘 난다.
- 딸꾹질이 잦고, 식은땀을 잘 흘린다.
- 무리하면 혓바늘이 돋고 입이 마르며, 겨드랑이나 유방 부위에 이상이 생기기 쉽다.
- 뜨거운 음식을 잘 먹지 못한다.

성향

- 화려한 것을 좋아하고 남들 앞에 나서기를 즐긴다.

- 사교적이고 활달한 성향을 지녔지만 의외로 수줍음도 많다.

- 늘 잘 웃으며, 남에게 인정받고 싶은 욕구가 강해 눈에 띄는 행동을 잘 한다.

- 인간관계에서 주도적인 위치에 서는 것을 중요하게 여긴다.

- 매사 오래 고민하지 않고 바로 행동으로 옮기는 편이라 때로 생각보다 행동이 앞서기도 한다.

- 무슨 일이든 속에 담아 두지를 못해 금세 표정이나 말로 드러난다.

- 눈치를 보지 않거나 아예 눈치가 없는 것처럼 보일 때도 많다.

- 자기 뜻대로 하려는 기질이 강하다.

- 심장에 열이 오르면 갑갑해져서 바깥으로 나돌거나 성격이 급해지기도 한다.

- 흥분하면 말이 잘 나오지 않고 더듬거린다.

늦여름 사람·토 체질

하지(양력 6월 21일경)부터 입추(양력 8월 7일경) 전에 태어난 사람.

에너지 방향   원형

방위   중中

기氣   습기(축축함)

미味   단맛

색色   노란색

가장 약한 장부   비장·위장(土)

약한 장부   심장·소장(火) / 폐·대장(金)

적성　생각이 많고 여럿이 어우리기를 즐기는 성향이 있다. 의심이 많다. 사업가, 회사원, 부동산, 금융 계통

건강

- 앉아 있기보다 드러눕기를 좋아하고, 앉아 있을 때도 뒤로 비스듬히 기대는 경우가 많다.
- 특히 낮잠을 즐긴다.
- 몸이 약해지면 무기력하거나 게으른 성향이 두드러진다.
- 복부 비만이 생기기 쉽다.
- 앞머리나 무릎 부위에 통증이 따르고, 살이 무르거나 멍이 잘 들기도 한다.
- 건강이 좋지 않을 때는 피부가 누렇게 뜨거나 얼굴에 기름기가 흐른다.
- 피로가 쌓이면 잇몸이 붓고 입병이 난다.
- 입맛이 자주 변하고 메스꺼운 증상이 있다.
- 습기를 유난히 싫어한다.
- 자꾸 졸리거나 수전증이 생기기도 한다.
- 당뇨에 주의가 필요하다.
- 설사를 하거나 변이 묽어지면 건강에 이상이 생겼다는 신호이므로 주의한다.

- 무슨 일이든 실행에 앞서 생각과 계획이 많고, 직접 앞장서기보다는 뒤에서 조종하는 것을 더 좋아한다.
- 호언장담을 잘한다.
- 꿈을 많이 꾸거나 꿈을 중요하게 여기는 경향도 있다.
- 예의범절을 중시하고, 말을 빙빙 둘러서 한다.
- 생각이 많고, 매사 혼자보다는 여럿이 어울려서 함께 하려는 성향이 있다.
- 의심이 많고 내기를 즐기기도 한다.
- 건강이 약해지면 의심이 두드러져서 심한 경우 의처증이나 의부증으로 나타날 수도 있다.
- 거짓말이 잦아지기도 한다.

가을 사람 · 금 체질

입추(양력 8월 7일경)부터 입동(양력 11월 6, 7일경) 전에 태어난 사람.

에너지 방향   사선

방위   서쪽

기氣   건조함, 서늘함

미味   매운맛

색色   흰색

가장 약한 장부   폐·대장(金)

약한 장부   신장·방광(水) / 비장·위장(土)

가장 강한 장부　심장·소장(火)

강한 장부　간·담(木)

폐·대장이 주관하는 신체 부위　피부, 손목관절, 팔꿈치부터 손목까지, 기관지, 코, 신체의 오른쪽

동물　돼지, 흰 양, 흰 쥐

적성　문학적이고 아카데믹하다. 부드럽지만 강하고 예리한 면이 있다. 교사, 교수, 검사, 법률가, 금융 계통, 사업가

건강

- 피부가 얇고 예민하여 쉽게 건조해지고 발진이 잘 생긴다.
- 특히 손가락 사이, 팔꿈치 안쪽, 무릎 뒤쪽(오금), 손바닥 등에 껍질이 벗겨지거나 염증이 생기기 쉽다.
- 얼굴은 대체로 희고 창백하며, 건강할 때는 피부가 유리알처럼 매끈하다.
- 코와 기관지가 약해 자주 가래가 끓거나 코를 훌쩍거린다.
- 털이 적거나 거의 없는 편이다.
- 양쪽 어깨 정상 부위에 통증이 잘 생긴다.
- 치아가 약해 잇몸에서 피가 잘 난다.
- 소변을 잘 지리기도 한다.
- 치질이나 치루 같은 항문 질환이 생기기 쉽다.
- 변이 묽어 설사를 자주 하거나 반대로 변비가 생기기도 한다.
- 알레르기성 비염, 아토피, 축농증 등의 증상이 있다.
- 손목이 약하다.
- 허리 아래쪽이 약해 엉덩이를 빼고 걷는 경우가 많다.

- 성격이 부드럽지만 강인하고 예리하다.
- 감성이 풍부하고 동정심이 많아 작은 일에도 쉽게 슬퍼하거나 눈물을 흘린다.
- 유난히 외로움을 많이 타며, 비관적이고 염세적인 성향이 강하다.
- 일을 시작하면 반드시 끝을 보아야 직성이 풀린다.
- 카리스마가 있다.
- 자기주장이 강하지만 겉으로 잘 드러내지 않는다.
- 감성보다 이성을 앞세우는 까닭에 때로 까칠하다는 말을 듣기도 한다.
- 끊임없이 생각하고 결론이 나야만 실행에 옮길 정도로 매사에 신중하다.
- 이재에 밝아 큰 부자가 많은 특징도 있다.

겨울 사람·수 체질

입동(양력 11월 6, 7일경)부터 입춘(양력 2월 4, 5일경) 전에 태어난 사람.

에너지 방향　세로(아래에서 위로)

방위　북쪽

기氣　차가움

미味　짠맛

색色　검은색

가장 약한 장부　신장·방광(水)

약한 장부　폐·대장(金) / 간·담(木)

가장 강한 장부　비장·위장(土)

강한 장부　심장·소장(火)

신장·방광이 주관하는 신체 부위　발목관절, 귀, 털, 허리, 침, 뼈와 골수, 힘줄, 정강이

동물　말

적성　예술적이고 직관적이다. 예술가, 음악가, 디자이너, 건축가

건강

- 뼈가 시리거나 시큰거리고, 종종 열이 나는 듯한 느낌이 들 때가 있다.
- 아랫배가 묵직하고 서늘하면서 아리거나, 가스가 찬 듯 빵빵하고 찌르는 듯한 통증이 생기기도 한다.
- 뒷머리가 자주 아프고 눈앞이 침침하다.
- 눈알이 아프거나 눈이 뒤로 당기는 느낌이 들기도 한다.
- 특히 피곤할 때 몸이 땅속으로 꺼지는 듯한 기분이 들고, 뒷목이 자주 뻣뻣하다.
- 사시斜視이거나 그런 경향이 보인다.
- 불면증에 시달리기도 한다.
- 발목을 잘 접질리고 손발이 차다.
- 소변을 자주 보거나 참지 못하며, 전립선에 이상이 생기기도 한다.
- 심한 변비가 자주 발생한다.
- 귀를 자주 후비거나 남의 귀를 파 주는 것을 좋아한다.
- 이명 현상이나 난청이 나타나며 귓병이 잘 생긴다.

- 머리카락이 잘 빠지거나 탈모 증상이 있다.

- 허리가 약해 오래 서 있지 못한다.

- 종아리가 불편하거나 오금이 자주 저린다.

- 갑자기 일어서면 어지럽고 눈앞에 별이 보인다.

- 얼굴과 손발이 잘 붓는다.

- 여성의 경우 생리가 불규칙하거나 생리통이 심하다.

- 사타구니에 가려움증이 나타날 수 있다.

- 소변이 잦아지거나 체중에 급격한 변화가 생기면 좋지 않은 징조
  이다.

성향

- 물처럼 상황에 따라 자신을 맞추는 순응적인 성향이 있다.

- 인내심이 강하다.

- 예술적이고 직관적이다.

- 몸을 쓰는 일보다 정신적 활동에서 두각을 나타낸다.

- 앞에 나서기보다는 여럿이 함께하거나 뒤에서 밀어 주는 것을 좋
  아한다.

- 훌륭한 참모 타입이다.

- 감각적이고 감수성이 풍부한 것도 특징이다.

- 감성이 지나쳐 부정적이거나 불안한 성향이 두드러지면 우울감에
  빠지기 쉽다.

- 매사에 소심하고 부정적인 면이 있어서 일이 일어나기 전에 걱정
  이 앞선다.

- 특히 밤에 무서움을 많이 느낀다.

- 마음이 약한 편이라 새로운 일에 도전하기를 주저하고, 뒷심이 부족해 마무리가 흐지부지한 경우도 흔하다.
- 가족 간 정서적 유대가 깊다.

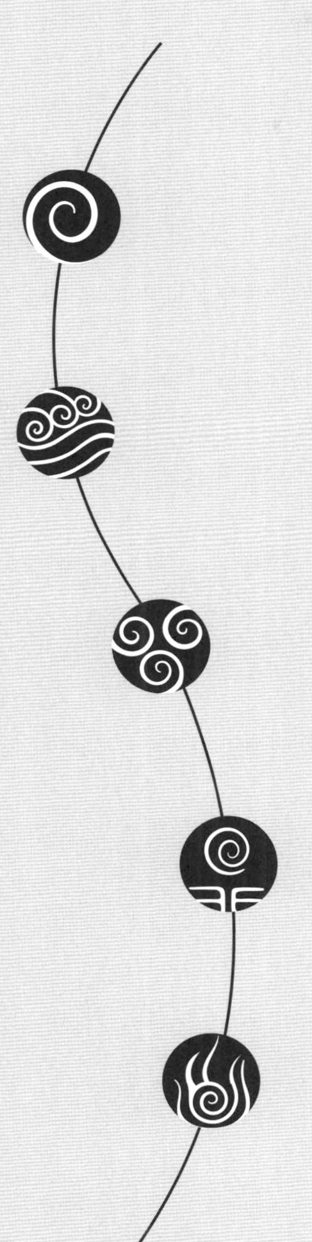

3

건강 체질의 비결

사람들이 건강을 위해 가장 많이 신경 쓰는 것은 음식이다. 자신이나 가족의 건강을 위해 해롭다는 것은 피하고 좋다는 것을 가려 먹는다. 특히 자녀를 위한 음식에는 수고와 투자를 아끼지 않는다. 그러나 실상을 들여다 보면 '잘 먹는다'고 하는 것에 커다란 허점이 도사리고 있다. 가족을 위해 정성 들여 차린 밥상에는 주부의 식습관이나 체질에 맞는 음식이 올라가는 경향이 있다. 가족의 계절형이 모두 상생 관계라면 그나마 다행이지만 상극 관계라면 문제가 된다.

예를 들어 비타민이 풍부해 피부 미용에 좋고 중풍과 고혈압을 예방한다고 알려진 감을 생각해 보자. 어떤 사람은 단감을 몇 개씩 먹어도 아무렇지 않지만, 어떤 사람은 반 개만 먹어도 변비에 시달린다. 영양가 좋은 감을 똑같이 먹었는데 왜 그럴까?

저마다 필요로 하는 영양소의 성질과 양이 다르기 때문이다. 이런 차이를 무시하고 단순히 과학적 분석만으로 영양소를 섭취하고 일률적으로 양을 정하는 것은 무리일 뿐 아니라 좋지 않은 결과를 초래할 수 있다.

아울러 다양한 음식 재료에 들어 있는 영양 성분이 우리 몸의 어느 부분에 좋은지, 그리고 어떤 증상에 효과가 있는지 설명하는 영양학도 마찬가지다. 영양학이 건강을 위해 필요한 식품을 제시해 주고는 있지만, 여기에는 반드시 '각자의 계절형에 따라서'라는 단서가 붙어야 한다.

봄, 여름, 늦여름, 가을, 겨울의 다섯 계절형에 따라 요구되는 영양소의 종류와 양이 다르고, 같은 영양소라 하더라도 그 효과에 차이가 있기 때문이다.

위험한 건강 공식

손이 귀한 집에 시집온 며느리가 아들을 낳으면 시골에 계신 시어머니가 늙은 호박 중탕액(土)을 이고 지고 한걸음에 달려오는 모습을 드라마에서나 주변에서 볼 수 있다. 어머니 자신이 늙은 호박으로 산후조리를 하고 거뜬히 몸을 푼 경험이 있기 때문이다.

며느리는 시어머니의 정성이 감사해 하루도 거르지 않고 중탕액을 열심히 먹지만 부기가 빠지기는커녕, 어찌 된 일인지 오히려 풍선처럼 퉁퉁 붓기만 했다.

출산 이후에 건강이 나빠진 여성들이 양방, 한방 치료는 물론이고 각종 민간요법까지 안 해 본 것 없이 애쓰지만, 별 효과를 보지 못했다는 사람이 매우 많다.

예로부터 부기 빼는 데 늙은 호박을 최고로 쳤다. 어디 늙은 호박뿐이랴, 산후 조리엔 미역국(水), 가물치(金)도 빠지지 않는 공식이다. 과연 소고기(土) 미역국과 가물치와 늙은 호박으로 몸조리를 한 산모는 모두 거뜬해졌을까?

이와 비슷한 실제 사례가 또 있다. 대구 중심가에서 건강식품점을 운영하고 있는 강만옥 여사는 각종 건강 정보에 훤하다. 하루는 친구 남편이 간경화로 고생한다는 소식을 듣고, 안타까운 마음에 간에 좋다는 상황버섯(土)을 구해 주었다. 그런데 친구 남편의 건강은 점점 악화되어 급기야 간암 판정을 받기에 이르렀다. 친구는 다급한 마음에 상황버섯을 더 많이 달여 먹여야겠다고 했지만, 이를 지켜본 강 여사의 마음은 혼란스러웠다. 과연 친구에게 제대로 알려 준 것일까 하는 의문이 마음 한구석에서 가시지 않았던 것이다. 그때까지 그녀가 철석같이 믿었던 건강 상식에 의구심이 생겼다.

거칠고 난폭한 식습관

지인의 결혼식이나 돌잔치에 가서 산더미처럼 쌓인 뷔페 음식을 먹고 난 뒤, 과식으로 인해 적잖이 부대꼈던 경험이 누구나 있을 것이다. 그런데 사실은 양 문제라기보다 자신의 계절형을 무시한 채 종류를 가리지 않고 마구잡이로 음식을 먹은 탓이 크다.

사람들이 건강의 지표로 삼는 '골고루 많이 먹어야 한다'는 건강 상식은 사실 가장 헷갈리기 쉬운 표현이다. 아무리 좋은 음식이라도 자신의 계절형에 맞지 않으면 건강에 이롭지 않다.

그렇다면 '골고루'란 정확히 어떤 의미일까? 그것은 곧 '계절형에 필요한 음식을 위주로 잘 먹는다'는 뜻이다.

자신의 계절형과 반대되는 음식을 아예 먹지 말라는 말이 아니다. 다만 상극 관계에 있는 음식은 양을 조절하여 가급적 적게 먹어야 한다는 의미다. 즉 오행의 기운이 담긴 음식물을 골고루 섭취하되, 상생과 상극의 관계에 따라 그 양을 조절해야 한다.

누군가에게 좋다는 음식이 과연 나에게도 이로운지, 남들이 좋다는 것이라면 아무 문제의식 없이 막무가내로 먹고 있지 않은지 살펴보아야 한다.

계절형에 맞는 음식의 위력

폐호흡을 하는 모든 생명체는 사람과 마찬가지로 태어난 시기에 따라 다섯 계절형 중 하나에 속한다. 태어나는 순간 첫 숨을 쉬며 폐를 통해 몸속으로 밀려 들어온 대기 속 오행 에너지의 편차가 곧 계절형을 형성하기 때문이다.

임정현 씨는 미니어처 슈나우저를 키우던 중 생후 6개월 되던 때 아찔한 경험을 했다. 그녀가 잠시 집을 비운 사이, 강아지가 전선 뭉치를 삼켜 버린 것이다. 동물병원에서 엑스레이를 찍어 보니 전선 속 구리 조각으로 장이 막혀 있었다. 수술도 어려운 상태라 그저 지켜볼 수밖에 없는 상황이었다. 그러나 상황은 계속 악화되어 사흘이 지나자 아예 목을 가누지도 못하고 앉지도 못하는 지경에 이르렀다. 물만 먹여도 곧바로 토해 탈진하기까지 하니, 그녀는 눈앞이 캄캄해졌다.

그 순간 임정현 씨는 개도 사람과 마찬가지로 폐호흡을 하고 오장육부가 있으니, 계절형이 있을지 모른다는 생각이 퍼뜩 떠올랐다. 얼른 생일을 짚어 보니 양력 9월 중순쯤 태어나서 가을, 즉 금생金生이었다. 강

아지가 약하게 타고난 오행의 금 기운을 보충해 주어야겠다 싶어서 살펴
보다가 마침 어머니가 보내 주신 수정과(金)를 발견했다. 보통 수정과에
는 생강(金), 계피(金), 설탕(土)이 들어가는데, 어머니는 박하(金)까지 더
추가해서 금 기운이 매우 강했다.

임정현 씨는 튜브를 이용해 강아지의 입속으로 수정과를 조금씩 흘
려 넣었다. 그랬더니 신기하게도 토하지 않고 곧잘 받아 마시는 것이었
다. 그렇게 수시로 수정과를 먹였더니 이삼일 정도 지나면서 호전되는
것이 눈에 띄게 보였다. 마침내 변에 전선이 섞여 나왔고, 스스로 물을
찾아 마실 정도가 되었다. 놀랍게도 일주일쯤 뒤에는 완전히 건강을 되
찾았다.

계절형 법칙은 사람뿐 아니라 폐호흡을 하는 모든 생명체에게 예외
없이, 그리고 정확하게 적용되는 이치이다.

자연의 리듬에 따라 먹는 방법

감기 기운이 있을 때 마시는 생강차(金)나 페퍼민트차(金)는 대개 따
뜻하게 마신다. 그러나 생강차나 페퍼민트차가 자신의 계절형에 맞는지
여부도 중요하지만, 가령 체질에 맞더라도 따뜻하게 마시는 것은 이 식
물들이 지닌 본래 성질과 잘 맞지 않는다.

음식의 온도에 따라서도 오행 에너지의 성질이 달라진다. 목(봄)과 토
(늦여름) 성질의 음식은 미지근할 때 가장 좋고, 화(여름) 성질의 음식은
뜨거울 때, 금(가을) 성질의 음식은 상온에서 식었을 때, 수(겨울) 성질의
음식은 차가울 때 가장 좋다.

예컨대 겨울 에너지 곡물인 쥐눈이콩을 통해서도 이런 이치를 살펴

볼 수 있다. 쥐눈이콩을 끓이면 뜨거운 온도에서 수 기운이 약해지면서 색이 검붉게(火) 변한다. 그러나 냉장고에 넣어 차갑게 식히면 수 기운이 강해져 다시 진한 검은색(水)으로 돌아온다.

그러므로 녹차(木)와 식혜(土)는 미지근하게, 커피(火)는 따뜻하게, 수정과(金), 생강차(金), 페퍼민트차(金), 오이냉채(金)는 서늘하게, 수박(水)이나 문어(水)는 차갑게 먹는 것이 이상적이다. 이것이 자연물이 지닌 오행의 성질을 가장 온전하게 섭취하는 방법이다.

같은 재료 다른 성질

같은 식품이라도 가공 방법에 따라 오행의 기운이 달라질 수 있다.

그 대표적인 예가 바로 녹차다. 녹차는 본래 강한 목 성질을 띠는 식물이다. 그런데 찻잎을 발효시켜 홍차나 보이차로 만들면 그 성질이 달라진다. 각각 다른 제조 과정을 거치면서 색, 맛, 그리고 성질까지 바뀌는 것이다.

홍차는 찻잎에 있는 효소의 산화 작용으로 만들어진다. 붉은빛(火)을 띠며 특유의 떫은맛(火)을 내는 홍차는 화 기운의 식품이다. 반면 찻잎을 햇볕에 말린 뒤 효모균을 이용해 발효(土)시켜 만드는 보이차는 토 성질이 강화된 식품이다. 특히 보이차는 잎이 큰 대엽종 차나무로 만든 것을 으뜸으로 치는데, 일반적으로 식물 중에서 잎이 큰 것들은 대체로 늦여름(土) 성질을 많이 품고 있다.

또 다른 예로 단감을 들 수 있다. 노랗고(土) 단단한 단감(土)이 붉고(火) 무른(火) 홍시가 되면 여름(火) 성질을 띠게 된다. 하지만 감을 말려서 하얗게(金) 분이 오른 곶감으로 만들면 가을(金) 성질로 바뀐다.

이처럼 계절과 상태에 따라 같은 재료가 여러 성질을 지닐 수도 있다.

귤이냐 사과냐

노란색(土) 귤이 왜 목 성질에 속할까?

보통은 색깔에 따라 과일과 식물을 분류한다. 하지만 음식의 이치상 식물이나 과일의 오행 성질을 규정지을 때는 색보다 맛을 중요한 판단 기준으로 삼는다.

예를 들어 소금은 희고, 맛은 짜다. 색깔로 보자면 흰색은 오행에서 금에 해당하고, 짠 맛은 수에 해당한다. 이렇게 색과 맛에 따라 다른 판단이 나올 때 맛이 색의 기준보다 우위에 있으므로 소금은 수의 음식으로 분류한다.

귤이나 오렌지를 살펴보면 껍질은 노란색(土)이지만, 맛은 시고(木) 달다(土). 이처럼 여러 기운을 함께 지닌 경우에는 그 기운들 사이에 강약이 존재한다. 오행의 상극 관계에서 나무(木)의 기운이 흙(土)의 기운을 이긴다. 따라서 귤이나 오렌지는 목 음식으로 분류된다.

이러한 이치로 귤을 많이 먹으면 손이 노랗게 되기도 한다. 체내에 목 기운이 많아지면 목에 해당하는 간과 담의 기운이 강해지고 토에 해당하는 비장과 위장의 기운이 약해지면서 손바닥이 노랗게(土) 되는 것이다.

사과 역시 오행으로 보면 귤이나 오렌지와 같은 목의 과일이다. 그러나 같은 기운이라도 강약의 차이가 있다. 귤은 겨울에서 초봄 사이에 난다. 계절의 기운으로 보면 봄(木)과 상생 관계에 있는 겨울(水)의 기운

을 받고 자라기에 목 에너지가 강하다. 반면 가을(金)에 수확하는 사과
는 목 에너지와 상극 관계에 있는 금의 기운을 함께 담고 있다. 이 이치
로 볼 때 같은 목 성질이라도 귤이 사과보다 목 기운이 훨씬 더 강하다
고 할 수 있다.

따라서 귤은 봄(木), 여름(火), 겨울(水) 체질을 제외한 늦여름(土)과 가
을(金) 체질들은 섭취량을 조절할 필요가 있다.

그렇다면 감기에 걸렸을 때 사과를 먹는 것은 어떨까? 감기는 금의
장부인 폐가 약해져 발생하므로, 폐와 상극 관계에 있는 목 성질의 사
과는 좋지 않을 수 있다. 그러나 이는 가을(金) 사람이나 늦여름(土) 사
람에게 해당하는 말이다. 오히려 봄(木)이나 여름(火), 겨울(水) 체질은 사
과를 많이 먹는 편이 이롭다.

동동주만 마시면 인사불성이 되는 이유

《동의보감》에서는 술을 일러 '대열대독大熱大毒하여 한겨울에도 얼지
않는 것은 그 열 때문이고, 사람의 본성을 바꾸는 것은 그 독 때문이다'
라고 했으니 크게 열을 내고 독성 또한 강하다는 뜻이다. 이처럼 술은
다른 음식에 비해 기운이 강하고 급해서 몸에 미치는 영향이 매우 크
다. 그래서 술은 잘 마시면 명약이지만, 몸에 맞지 않거나 지나치면 독
이 된다고 하는 것이다.

또한 술이 체질에 맞는지 아닌지는 술 마시는 모습만 보아도 짐작할
수 있다. 백종익 씨는 대학 시절 주당으로 이름을 날렸다. 미식축구부
일원이라 운동이 끝나면 몸에서 보리 싹이 돋는 것이 아니냐는 말을 들
을 만큼 거의 매일 맥주(木)를 들이켰다. 그럼에도 신기하게 연습에 늦거

나 컨디션이 나빴던 적은 한 번도 없었다. 한자리에서 기본 2만 5,000cc의 생맥주를 해치워서 호프집 생계를 떠받치다시피 했다.

그런데 희한하게 맥주를 그렇게 마셔도 멀쩡한 사람이 주종이 바뀌면 완전히 딴사람이 되었다. 어쩌다 소주(金)나 동동주(土)를 마시는 날이면 금세 인사불성이 될 뿐 아니라, 심지어 주변에 시비를 걸어 싸움으로 번지기도 했다. 그런 일이 몇 차례 반복되자 주변 사람들은 더 이상 그에게 소주나 동동주를 권하지 않았다.

세월이 흘러 그는 자신의 계절형 체질을 알고 나서 비로소 그 까닭을 깨닫게 되었다. 그의 생일은 양력 3월 3일, 곧 봄(木)에 해당한다. 목생木生인 그가 정반대 성질의 술에 속수무책으로 당했던 것이다.

술도 체질에 맞으면 기분이 좋아지고, 양이 과해도 무리가 덜하다. 하지만 체질에 맞지 않으면 머리가 아프거나 평소와 다르게 매우 불편해진다. 이러한 마음이나 몸의 반응은 술을 마시는 순간에 느끼는 기운의 변화에 따른 것이다. 술의 기운과 자신의 체질적 기운이 어떤 관계인지 알지 못한다면, 술로 인한 괴로움을 단순히 숙취로 알고 잘못된 선택을 평생 계속하게 된다.

내 체질에 맞는 술

- 봄(木) 체질 : 맥주, 와인(화이트, 레드), 매실주

목 체질에 좋은 술은 상생 관계에 있는 화 체질과 수 체질에게도 좋다. 다만 상극 관계인 토 체질이나 금 체질은 피하는 것이 좋다. 부득이한 경우에는 상극 관계에 있는 술끼리 혼합해서 마신다.

- 여름(火) 체질 : 양주, 복분자주, 고량주

화 체질에 좋은 술은 상생 관계에 있는 목 체질과 토 체질에게도 좋다. 다만 상극 관계인 수 체질이나 금 체질은 피하는 것이 좋다. 부득이한 경우에는 상극 관계에 있는 술끼리 혼합해서 마신다.

- 늦여름(土) 체질 : 막걸리, 청주, 동동주

토 체질에 좋은 술은 상생 관계에 있는 화 체질과 금 체질에게도 좋다. 다만 상극 관계인 수 체질이나 목 체질은 피하는 것이 좋다. 부득이한 경우에는 상극 관계에 있는 술끼리 혼합해서 마신다.

- 가을(金) 체질 : 소주, 진토닉

금 체질에 좋은 술은 상생 관계에 있는 토 체질과 수 체질에게도 좋다. 다만 상극 관계인 화 체질이나 목 체질은 피하는 것이 좋다. 부득이한 경우에는 상극 관계에 있는 술끼리 혼합해서 마신다.

- 겨울(水) 체질 : 없다

수 체질에 직접적으로 해당하는 술은 별로 없는 편이다. 때문에 상생 관계에 있는 금 체질과 목 체질의 술을 마시면 된다. 다만 상극 관계에 있는 화 체질이나 토 체질의 술은 피하는 것이 좋다. 부득이한 경우에는 상극 관계에 있는 술끼리 혼합해서 마신다.

무형의 기운에도 영향을 받는다

이수나 씨는 겨울(水) 체질로, 음식은 물론이고 운동, 목욕, 심지어 매일 입는 옷 색깔까지도 철저히 가려서 취해야 할 것과 멀리해야 할 것을 구분한다. 어느 날 식당을 운영하는 친구를 돕기 위해 하루 종일 고구마 줄기를 벗긴 뒤 손에 마비 증세가 왔다.

과연 이것도 계절형과 관련이 있을까? 물론이다. 자신의 계절형과 반대되는 기운을 흡수하는 것으로도 영향을 받는다. 고구마 줄기는 화와 토의 성질을 품고 있어서 오행에서 상극 관계인 수 체질은 피해야 할 음식이다. 만약 이수나 씨가 한술 더 떠서 고구마(火) 밭에서 일을 했다면 증상은 더 심했을 것이다.

비슷한 예로 봄(木) 체질인 김민국 씨는 신기하게도 처가에 내려가 고추(金) 밭에서 일만 하면 맥을 못 춘다. 늦여름(土) 체질인 이정숙 씨는 봄(木)에 술을 담그려고 산에 올라 솔잎(木)을 땄다가 이후 며칠간 죽을 만큼 심한 몸살에 시달린 경험이 있다. 또 경남 김해에서 20년째 꽃 농사를 짓고 있는 60대 초반의 조남연 여사(봄 체질, 木)도 안개꽃(金)이나 들국화(金) 하우스에 들어가면 이상하게 기운이 쭉 빠지지만, 부추(木) 밭에서는 힘이 난다고 한다.

이들 경우는 계절형과 자연물 사이의 기운 차이로 인해 발생하는 것이다. 관심을 가지고 관찰해보면 주변에 이러한 사례는 무수히 많다.

 # 백년 양생을 위한 컬러 요법

사람마다 좋아하는 색깔이 다르다. 색깔 취향이 제각각인 이유는 체질에 따라 필요로 하는 색이 다르기 때문이다. 사람들은 본능적으로 자신의 부족한 부분을 채워 줄 수 있는 색에 끌리기 마련이다.

마음이 편안하고 건강 상태가 양호할 때는 약하게 타고난 장부의 에너지를 채워 주는 색깔을 좋아한다. 하지만 장부의 기운에 균형이 무너져 심리적으로 불안하거나 건강에 이상이 생기면, 오히려 피해야 하는 색깔에 자꾸 손이 가게 된다.

일각에서는 나이가 들면서 몸 상태나 주변 환경이 변해서 좋아하는 색이 바뀐다고 말하는데, 사실은 장부의 균형이 깨지면서 나타나는 현상인 경우가 많다.

행운의 컬러

유명 디자이너 고故 앙드레 김은 눈처럼 눈부신 백색(金) 의상이 트레이드 마크였다. 의상뿐 아니라, TV를 통해 공개된 그의 집 또한 벽, 커튼, 수건, 침구, 가구 할 것 없이 온통 흰색 일색이고, 심지어 기르던 강아지까지 새하얬다.

그는 인터뷰에서 수만 가지 색을 다루는 디자이너임에도 흰색만 고집하는 이유에 대해 "깨끗하고 순수한 화이트 컬러야말로 최고의 색이라 생각한다"라고 대답했다.

그는 8월 24일에 태어난 가을(金) 사람이다. 가을을 상징하는 대표색인 흰색을 비롯해, 상생 관계에 있는 황금색(土)을 즐겨 사용한 것은 그에게 매우 긍정적으로 작용했다.

언젠가 천연염색 전문가인 지인에게 들은 사연이다. 그의 가까운 동료 중 한 분이 안타깝게도 폐(金)암으로 시한부 판정을 받아서, 얼마 남지 않은 삶을 좋아하는 염색이나 실컷 하며 보내야겠다는 마음으로 시골집을 마련해 내려갔다고 한다. 그는 앞마당 구석구석에 쪽(金)을 심어 키우면서 오로지 쪽 염색에 매달렸는데, 신기하게도 몇 개월밖에 살지 못할 것이라는 예상과 달리 십수 년이 지난 지금까지도 건강하게 잘 지내고 있다는 것이다.

그래서 그분의 생일과 살고 있는 시골집의 위치를 물어보니, 생일은 9월 7일로 가을(金)이고, 집 또한 금 기운이 강한 곳이었다. 만약 가을(金) 체질인 그분이 상극의 기운을 지닌 지역에서 홍화(火)나 쑥(火) 염색을 했더라면 과연 어떻게 되었을까.

요즘은 많은 가정에서 화학 염료보다 건강에 이롭다는 이유로 옷과 침구류 전반에 천연염색 제품을 많이 사용한다. 특히 황토(土)의 효능이

빈센트 반 고흐와 노란색

상극의 컬러가 인생에 악영향을 미친 대표적인 인물을 꼽으라면, 서른일곱의 나이에 권총으로 생을 마감한 위대한 화가 빈센트 반 고흐를 꼽을 수 있다.

그는 1853년 3월 30일생으로, 계절형은 봄(木)이다. 그런데 잘 알려져 있듯이 그의 대표작인 〈해바라기〉 연작, 〈노란 집〉, 〈별이 빛나는 밤〉 등에서 두드러지는 색상은 노랑(土)이다. 또한 후기 작품으로 갈수록 원형(土)이나 소용돌이(土) 형태의 붓 터치가 주를 이루었다.

그는 사후 20세기에 들어 의사와 연구자들로부터 서른 가지가 넘는 정신의학적 진단명을 받을 만큼 정신 상태가 복잡했다. 그의 정신 건강은 단일 질환으로 규정하기 어려울 정도였다.

특히 토 기운이 강한 남프랑스 아를에서 지낸 마지막 2년 동안 그의 상태는 최악으로 치달았다. 그곳에서 왼쪽 귀를 잘랐고, 결국 권총으로 생을 마감했다. 그가 살았던 집 역시 하필이면 노란색(土) 집이었다.

안타깝게도 목 태생인 그는 계절형과 상극인 땅에서, 반대되는 색채에 둘러싸인 채 상극의 붓 터치로 그림을 그렸다.

이처럼 자신의 계절형과 반대되는 색에 자꾸 끌린다면 건강 상태를 꼼꼼히 점검해 볼 필요가 있다.

널리 알려지면서 황토 방이나 벽지, 이불, 베개, 심지어 속옷에 이르기까지 황토 염색이 다양하게 활용되고 있다. 이러한 제품들은 건강에 좋다는 인식 때문에 가격이 비싸도 날개 돋친 듯이 팔린다. 그러나 황토는 늦여름(土) 성질의 재료라 상극 관계인 봄(木) 체질이나 겨울(水) 체질의 사람에게는 오히려 해가 될 수 있다.

다시 말해 천연염색이라고 해서 무조건 모두에게 좋은 것은 아니며, 색상 취향이 아닌 자신의 체질을 우선적으로 고려하는 것이 중요하다.

내 체질에 맞는 컬러

• 봄(木) 체질 : 푸른색

목 에너지 색깔은 봄 체질에게 가장 좋고 상생 관계에 있는 화 체질과 수 체질에게도 좋다. 다만 상극 관계인 토 체질이나 금 체질은 피한다.

• 여름(火) 체질 : 붉은색, 분홍색, 화려한 꽃무늬

화 에너지 색깔은 여름 체질에게 가장 좋고 상생 관계에 있는 목 체질과 토 체질에게도 좋다. 다만 상극 관계인 수 체질이나 금 체질은 피한다.

• 늦여름(土) 체질 : 노란색, 베이지색(황토색)

토 에너지 색깔은 늦여름 체질에게 가장 좋고 상생 관계에 있는 화 체질과 금 체질에게도 좋다. 다만 상극 관계인 수 체질이나 목 체질은 피한다.

• 가을(金) 체질 : 흰색, 회색, 실버, 펄

금 에너지 색깔은 가을 체질에게 가장 좋고 상생 관계에 있는 토 체질과 수 체질에게도 좋다. 다만 상극 관계인 화 체질이나 목 체질은 피한다.

• 겨울(水) 체질 : 검은색, 보라색

수 에너지 색깔은 겨울 체질에게 가장 좋고 상생 관계에 있는 금 체질과 목 체질에게도 좋다. 다만 상극 관계인 화 체질이나 토 체질은 피한다.

• 상화相和의 색 : 카키색, 녹색, 연두색, 고동색(짙은 밤색)

체질에게 관계없이 적용되는 색깔이다.

 # 백년 양생을 위한 인테리어

기본적으로 집은 외부의 위험과 자연환경으로부터 우리를 보호하는 안전한 피난처이다. 세상의 혼란과 위협에서 벗어나 휴식과 수면을 취할 수 있는 물리적 공간이며, 육체적 피로와 정신적 스트레스를 해소하는 안식처로서 중요한 삶의 근간이 된다. 이러한 기능을 충실히 하기 위해서는 집이 주거하기에 적합한 조건을 갖추어야 한다.

체질에 따라 음식이나 옷을 선택하듯, 오랜 기간 심신을 쉬고 재충전하는 공간인 집을 꾸밀 때도 가족의 계절형 체질을 최우선으로 고려해야 한다. 건축이나 인테리어 전문가에게 전적으로 맡기면 자칫 유행에만 끌려가거나 획일화되기 쉽다. 실제로 사는 사람의 의도와 달리 아들 방은 파란색, 딸 방은 분홍색으로 꾸민다든지, '우드 톤', '블랙 앤 화이트' 등 판에 박은 듯 한결같은 인테리어가 나오는 것이다.

요즘 새 아파트에 입주하는 가정을 보면 멀쩡한 내부를 뜯어내고 다시 인테리어 공사를 하는데, 한동안은 바닥을 대리석으로 바꾸더니 지금은 친환경이 좋다며 나무를 선호하는 추세다.

이보다 조금 나아가서 인테리어 전반에 컬러 테라피를 적용하는 경우도 있다. 집중력을 높이는 색, 숙면에 좋은 색, 기분을 밝게 하는 색 등으로 벽지와 침구, 커튼 색을 정한다. 그러나 매실이나 늙은 호박이 모두에게 똑같이 잘 맞는 것이 아니듯, 반드시 푸른색이 집중력을 높이고, 노란색이 소화에 도움을 주는 것도 아니다.

돌 vs 원목

검은색(水) 문을 열고 들어서니 흰색(金) 톤의 내부가 아주 깔끔했다. 한쪽 벽면에 선명한 노란색(土)을 사용해 자칫 밋밋할 수 있는 실내에 포인트를 준 것도 인상적이었다.

김명호 사장이 사업장을 옮기면서 내부 인테리어를 전문가에게 맡겨 새 단장을 한 것이다. 자연 소재 열풍으로 식물(木) 소재를 무분별하게 사용하는 경우가 많은데, 이 인테리어 업체 사장은 돌(金)을 활용해 간결하면서도 건물 자체의 아름다움을 살리는 데 중점을 두었다. 김 사장은 그 말에 공감했던 터라 결과에 크게 만족했다. 사실 김 사장과 인테리어 업체 사장은 모두 가을(金) 사람이었으니 만족스러울 수밖에 없었다.

그로부터 몇 년 뒤 사업이 성장하고 직원이 늘자 김 사장은 사무실 내부 구조를 바꾸기 위해 다시 공사를 진행했다. 이번엔 실내가 다소 삭막하게 느껴져서 지인의 소개로 원목 전문가를 만나게 되었다. 그는 오직 나무 소재의 장점만 늘어놓더니 결국 사방 벽을 두툼한 적송(木)으로 둘러 버렸다. 다행히 그 공간이 회의실이었기에 망정이지, 만약 김 사장의 집무실이었다면 금생金生인 체질과 정면으로 충돌해 큰 불편이 생겼을 것이다. 예상대로 그 원목 전문가는 3월 말 출생한 봄(木) 태생이었다.

물론 토 체질의 요리사라고 해서 반드시 토 성질의 음식만 만드는 것은 아니다. 하지만 건강한 토생土生 요리사에게 추천을 부탁하면 대체로 토 성질이 강한 음식을 권할 가능성이 높다. 또한 토생 친구와 함께 옷을 사러 가면 늦여름(土) 색인 노란색이나 상생 관계인 흰색(金), 붉은색(火) 계열 옷을 고를 확률이 높다.

인테리어 공사 역시 시공하는 사람의 계절형에 영향을 받을 수밖에 없다. 따라서 집을 꾸밀 때는 가족의 계절형을 고려해 이에 맞춰 소재와 컬러를 미리 신중하게 따지는 것이 바람직하다.

내 체질에 맞는 인테리어 소재

• 봄(木) 체질 : 미송, 적송, 적삼목(삼나무), 난초

목 에너지 소재는 봄 체질에게 가장 좋고 상생 관계에 있는 화 체질과 수 체질에게도 좋다. 다만 상극 관계에 있는 토 체질이나 금 체질은 피한다.

• 여름(火) 체질 : 오크(참나무), 붉은 장미, 제라늄, 철쭉, 영산홍, 멀바우, 자수정

화 에너지 소재는 여름 체질에게 가장 좋고 상생 관계에 있는 목 체질과 토 체질에게도 좋다. 다만 상극 관계에 있는 수 체질이나 금 체질은 피한다.

• 늦여름(土) 체질 : 황토, 다다미, 고무나무, 관음죽, 노란 국화, 돈나무, 물레방아

토 에너지 소재는 늦여름 체질에게 가장 좋고 상생 관계에 있는 화 체질과 금 체질에게도 좋다. 다만 상극 관계에 있는 수 체질이나 목 체질은 피한다.

• 가을(金) 체질 : 체리목(벚나무), 향나무, 자작나무, 대리석, 금속, 유리, 타일, 거울, 산세베리아, 소철, 선인장, 벤자민, 수석

금 에너지 소재는 가을 체질에게 가장 좋고 상생 관계에 있는 토 체질과 수 체질에게도 좋다. 다만 상극 관계에 있는 화 체질이나 목 체질은 피한다.

• 겨울(水) 체질 : 편백나무(히노키), 가문비나무, 밤나무, 분수, 어항, 숯, 등나무

수 에너지 소재는 겨울 체질에게 가장 좋고 상생 관계에 있는 금 체질과 목 체질에게도 좋다. 다만 상극 관계에 있는 화 체질이나 토 체질은 피한다.

 # 백년 양생을 위한 보석

일반적으로 보석은 단순히 장신구나 부의 상징 정도로 생각하지만 보석이야말로 강력한 에너지 결정체다.

지하 깊은 곳에서 고온·고압의 조건에서 형성된 천연 광물이 지각 운동이나 화산 활동으로 지표 가까이 이동한 뒤 아주 오랜 세월에 걸쳐 침식과 풍화 과정을 거쳐 만들어진 것이 바로 원석이다. 선사시대에는 이러한 광물 원석을 생활 도구나 무기로 사용하다가, 역사시대에 들어서는 찬란한 빛과 아름다운 형태로 가공되어 오늘날까지 사랑받는 보석이 되었다.

사람이 먹는 음식은 재배 기간이 길어야 1년 이내이고, 아무리 귀한 약재도 수십 년을 넘기지 않는다. 하지만 광물은 수천, 수억 년에 걸쳐 형성된 것이기에 그 안에 응집된 에너지는 그 무엇과도 비교하기 힘들다.

일찍이 인류는 보석이 지닌 에너지에 주목해서 약이나 의료 시설이 부족했던 중세 시대에는 질병 치료에 활용하기도 했다. 오늘날에도 '보석 치료' 혹은 '보석 테라피'라는 이름으로 루비, 사파이어, 다이아몬드, 투르말린 등을 치유에 활용하는 시도가 이어지고 있다.

그러므로 결혼 예물이나 커플링처럼 오랫동안 몸에 지니는 보석이라면 선택에 신중해야 한다. 자신의 계절형과 상극인 보석을 착용하면 건강에 영향을 미칠 수 있으므로, 보석을 고를 때는 가격이나 모양보다 계절형과의 조화를 우선적으로 살피는 것이 순리다.

흑진주 발찌의 마법 ①

박말숙 여사는 20여 년 전, 마흔한 살이 되던 해 척추측만증이 심해서 병원을 찾았지만 '수술 불가' 판정을 받았다.

"하필이면 5번, 6번 척추에 측만이 생겨 수술이 어렵다고 하대요. 평생 그대로 살아야 한다면서, 안타깝다는 의사의 말을 듣고 그 자리에서 주저앉아 펑펑 울었지요."

하지만 지금 박 여사의 척추는 곧고 반듯하다. 계절형 섭생을 시작한 지 3년이 채 되지 않아 척추가 완전히 정상 상태로 돌아온 것이다.

겨울(水) 체질인 박 여사는 지금까지는 못난이 흑진주(水) 발찌를 양쪽 발목에 각각 여덟 줄씩 감고 있다. 손목에는 옥(木) 팔찌를 두르고, 목에도 못난이 흑진주 목걸이를 하고 있다.

흑진주 발찌의 마법 ②

박말숙 여사는 이 믿기 힘든 마법을 또 한 번 더 경험했다.

십여 년 전, 박 여사는 경남 진주의 경상대학교병원에서 베테랑 간

병사로 근무하였다. 척추측만증을 계절형 섭생으로 극복한 경험이 있던 터라, 환자를 만나면 습관처럼 생일부터 물어 보았다.

"우리 병실에 중풍으로 입원한 할아버지가 있었는데, 생일을 물어 보니 나랑 같은 겨울 사람이더라고요."

이를 듣고 박 여사는 자신이 차고 있던 발찌를 빼서 할아버지 발목에 채워 주었다. 그런데 재활 치료실에 다녀오시더니 얼굴이 벌겋게 달아올라 발찌를 홱 집어 던졌다. 치료사가 "환자분, 이게 뭐예요? 이런 걸 왜 차고 계세요?" 하고 핀잔을 주었던 모양이다. 괜한 짓을 해서 사람을 민망하게 만들었다며, 할아버지는 단단히 화가 나셨다.

도무지 설득이 어려울 것 같아 박 여사는 대신 보호자로 오신 할머니도 마침 겨울생이라 그 발찌를 채워 드렸다. 이때 할머니는 허리가 90도로 심하게 굽어서 누워 잘 때도 다리가 허공에 떠 있을 정도였다.

그런데 놀랍게도 그날 밤, 흑진주 발찌를 찬 할머니가 두 발을 침상에 딱 붙이고 주무셨다. 병실 사람들이 이를 보고 모두 깜짝 놀라 입을 다물지 못했다. 믿기 어려운 경험을 직접 체험한 할머니는 다음 날 기어이 남편의 발목에 흑진주 발찌를 채우셨다.

"내가 담당했던 환자가 그 다음날 퇴원을 했거든요. 그래서 흑진주 발찌 일은 까맣게 잊고 있었어요. 그런데 이 주 뒤에 다시 병원에 갔다가 그 할아버지를 우연히 마주쳤는데, 뜻밖에 어찌나 반갑게 맞아 주시는지 깜짝 놀랐어요. 저한테 그렇게 화를 내시더니 어쩐 일로 반기시냐고 물으니 '이제 내 발이 안 뒤집어진다'는 거예요. 어찌나 신기한지, 내가 두 눈으로 보고도 믿기지가 않더라고요."

중풍으로 인해 걸음을 내디딜 때마다 뒤집어지던 발바닥이 정상으로 온전히 땅바닥에 딱 붙어 있었던 것이다. 이 모든 변화가 불과 한 달도 채 되기 전에 일어난 일이며, 보석이 가진 강력한 에너지 작용에서 비롯된 결과였다.

옥으로 활기를 되찾다

봄(木) 체질의 홍매화 여사는 오랫동안 당뇨를 심하게 앓았다. 그 때문인지 자주 정신을 잃고 쓰러졌고, 심할 때는 운전 중에도 실신하여 아찔한 순간이 한두 번이 아니었다.

목생木生이니 간과 담을 허하게 타고나고, 상극 관계에 있는 토 에너지 장부인 비장과 위장은 실한 체질이다. 당뇨는 늦여름(土) 체질이나 그와 상생 관계에 있는 여름(火), 가을(金) 체질이 걸리기 쉬운 병이다. 따라서 봄(木) 체질이 당뇨에 걸리는 경우는 드문데, 그럼에도 홍 여사가 당뇨에 걸렸다는 것은 자신의 계절형과 반대되는 생활 습관을 가졌거나 상극 관계의 음식을 과도하게 많이 섭취했다는 뜻이다. 그로 인해 원래 허약했던 목 장부가 더욱 약해질 수밖에 없었다.

당장 그녀에게 봄(木) 체질에 맞는 오행 죽과 차, 그리고 옥(木) 팔찌와 반지, 목걸이를 권했다. 목 기운은 신체의 왼쪽을 관장하므로 왼쪽 손목에 옥 팔찌를, 목과 상생 관계에 있는 화 에너지 경락인 왼쪽 새끼손가락에 옥반지를 끼고, 옥 목걸이까지 착용했다. 채 일주일도 되기 전에 반지와 팔찌가 수 차례 터져 버렸다. 그때마다 새로 구해 다시 착용했다. 그렇게 두세 달이 지나자 갑자기 쓰러지는 일이 사라지고, 점차 몸에 기운이 돌아오기 시작했다.

옥 팔찌와 반지가 터졌다는 것은 목과 상극 관계에 있는 체내의 금 기운이 지나치게 강하다는 것이며, 또한 신체의 목 기운이 약하다는 의미이기도 하다. 옥(木)으로 만든 장신구를 착용한 까닭은 목 기운을 지속적으로 강화하고, 과도한 금 기운을 눌러서 한쪽으로 치우친 장부의 균형을 맞추기 위함이다.

옥은 목 에너지가 응축된 보석이다. 특히 푸른색(木)이나 상화의 색인 녹색(木)을 띤 것일수록 기운이 강하니 굳이 가격이 비싼 것을 고르기보다 목 성질을 띤 빛깔의 옥을 선택하는 것이 좋다.

은으로 목과 어깨 통증에서 해방

물리치료사인 안경희 씨는 삼십 대 젊은 나이에도 직업병으로 목과 어깨 통증에 시달렸다. 팔을 어깨 높이까지 들어 올리는 것조차 힘들었다. 이분에게는 식이요법과 함께 양손과 목에 은을 착용하도록 권유했다.

가을(金) 체질인 안경희 씨는 금 장부인 폐와 대장을 허약하게 타고났다. 그 결과 금 기운이 주관하는 목과 어깨가 다른 계절형보다 상대적으로 부실하다. 이런 경우에는 대장(金) 경락이 지나는 목이나 오른쪽 손목, 오른쪽 둘째 손가락에 금 기운의 보석을 착용하는 것이 좋다. 특히 불균형한 신체 에너지를 빠르게 회복해야 할 때는 왼쪽 새끼손가락에 은 반지를 끼는 것이 효과적이다. 왼쪽 새끼손가락은 금 기운과 상극인 화 기운이 관장하는 심장 경락의 자리이므로, 금과 반대되는 기운을 눌러 균형을 맞추는 것이다.

이렇게 착용한 지 채 한 달도 되지 않아 정말 통증이 사라졌다. 지금은 하루에도 몇 번씩 기지개를 켜며 척추를 풀고, 양손을 등 뒤로 돌려

깍지를 끼는 동작도 무리 없이 해낸다.

내 체질에 맞는 보석

- 봄(木) 체질 : 옥, 에메랄드, 사파이어

착용 부위 : 몸의 왼쪽(손목, 발목, 중지, 약지)

목 에너지 보석은 봄 체질에게 가장 좋고 상생 관계에 있는 화 체질과 수 체질에게도 좋다. 다만 상극 관계인 토 체질이나 금 체질은 피한다.

- 여름(火) 체질 : 자수정, 진주, 산호, 루비

착용 부위 : 상반신(목걸이, 귀걸이, 브로치, 머리핀 등), 왼손 약지, 오른손 중지

화 에너지 보석은 여름 체질에게 가장 좋고 상생 관계에 있는 목 체질과 토 체질에게도 좋다. 다만 상극 관계인 수 체질이나 금 체질은 피한다.

- 늦여름(土) 체질 : 호박, 황색 토파즈

착용 부위 : 위장 부근(목걸이, 브로치 등), 왼손 약지, 오른손 검지

토 에너지 보석은 늦여름 체질에게 가장 좋고 상생 관계에 있는 화 체질과 금 체질에게도 좋다. 다만 상극 관계인 수 체질이나 목 체질은 피한다.

- 가을(金) 체질 : 은, 다이아몬드, 백금, 크리스털, 게르마늄

착용 부위 : 몸의 오른쪽(손목, 엄지, 검지), 목

금 에너지 보석은 가을 체질에게 가장 좋고 상생 관계에 있는 토 체질과

수 체질에게도 좋다. 다만 상극 관계인 화 체질이나 목 체질은 피한다.

- 겨울(水) 체질 : 못난이 흑진주, 투르말린(전기석)

착용 부위 : 하반신(양쪽 발목), 목, 양쪽 손목

흑진주는 태양 에너지 중에서 물에 녹아 있는 수 에너지가 응축된 보석이기에 같은 진주라 해도 그 성질을 겨울(水)로 분류한다.

둥근 형태는 화 에너지와 상관 관계에 있는 토 에너지의 특성이기에 일반 진주는 둥글고 클수록 더 강한 에너지를 품고 있다. 그러나 흑진주는 작고 울퉁불퉁할수록 수 에너지가 강하다. 그러므로 흑진주는 못난이가 더 낫다.

수 에너지 보석은 겨울 체질에게 가장 좋고 상생 관계에 있는 금 체질과 목 체질에게도 좋다. 다만 상극 관계인 화 체질이나 토 체질은 피한다.

- 상화의 보석 : 금

목, 화, 토, 금, 수의 다섯 에너지가 어우러져 내는 빛이 바로 금색이다. 금은 오행의 에너지가 상화를 이룬 보석이다. 오행의 굴레를 넘어선 귀한 보석이라 예로부터 금으로 왕관을 만들고 불상도 금색으로 칠했다. 금은 대체로 모든 계절형의 사람에게 무리 없이 잘 맞는다.

 # 백년 양생을 위한 향기 요법

일반적으로 시각이나 청각에 비해 후각의 중요성은 간과하기 쉽다. 그러나 후각은 생존과 안전을 담당하는 핵심 감각으로, 예컨대 상한 음식이나 타는 냄새를 가장 먼저 감지해 위험으로부터 생명을 보호한다.

더 나아가 후각은 뇌의 다른 감각과 달리, 냄새를 맡는 순간 그 정보가 감정과 기억을 담당하는 변연계로 바로 전달되므로 특정 냄새가 순간적으로 기억과 감정을 불러일으킨다. 이를 '프루스트 효과'라고 한다. 좋은 향을 맡으면 심리적 안정감이 생기지만, 불쾌한 향은 불안을 유발한다.

다만 우리 코는 같은 냄새를 반복해서 맡으면 금세 둔감해지기 때문에 자신의 체질과 맞지 않는 향기를 오래 맡아도 문제를 좀처럼 감지하지 못한다.

향기 역시 음식이나 색깔처럼 목, 화, 토, 금, 수의 오행으로 분류할 수 있으며, 다섯 계절형에 따라 맞는 향과 맞지 않는 향이 존재한다.

우리가 깨어 있는 동안에는 계절형에 맞는 음식이나 운동, 적절한 휴식 등으로 건강을 돌볼 수 있다. 하지만 잠을 자는 동안에는 이와 같은 의식적인 활동이 불가능해서 수면을 보조해 주는 여러 도구의 도움을 받기도 한다.

일례로 다양한 허브나 약초로 만든 베개는 잘만 활용하면 숙면을 유도해 심신의 회복에 큰 도움이 된다. 실제로 향기 요법은 한방병원 등 많은 의료 현장에서 부차적인 치료법으로 주목하고 있다. 다만 베개에는 방이나 자동차에 두는 포푸리보다 훨씬 많은 양의 허브나 약초가 들어갈 뿐만 아니라, 코 가까이에서 장시간 향을 맡아야 하는 만큼 신중하게 선택해야 한다.

요즘은 방향제나 향초는 물론, 화장품과 헤어·목욕 용품에 이르기까지 다양한 생활용품에서 '아로마'라는 단어를 쉽게 찾아볼 수 있다. 그만큼 아로마는 현대인의 일상에 깊이 활용되고 있다.

그러다 보니 불면증에는 라벤더, 감기에는 페퍼민트… 하는 식으로 정해진 공식처럼 매우 친숙하고 쉽게 선택한다. 과일이나 채소 같은 음식이나 약재는 체질에 맞춰 고르지만, 향기까지는 생각이 미치지 않는 것이다.

그러나 일례로 아로마 오일은 대단히 농축된 향이다. 1000kg의 라벤더에서 겨우 2kg, 1000kg의 장미꽃에서 약 520g의 오일만 추출된다고 한다. 무심코 사용하는 몇 방울의 아로마 오일을 실제 꽃송이의 양으로 환산하면 어마어마하다.

아로마 오일은 성질이 강해서 영향 또한 매우 빠르게 나타나므로 무형의 기운에 주의해야 한다.

대학에서 중국어를 가르치는 서일주 교수는 평소 계절형에 맞는 아로마 에센셜 오일을 몇 종류 블렌딩해서 향수 대용으로 사용한다. 강하고 자극적인 인공 향수와 달리, 에센셜 오일은 향이 편안하고 순해서 기분까지 맑아지는 느낌이 들었다. 평소 친하게 지내는 동료들에게 반응도 좋아서 종종 선물을 하기도 했다.

그런데 이상하게도 과 사무실의 한 여직원만은 유달리 부정적이었다. 그러다 하루는 "이상하게 교수님만 들어오시면 머리가 아파요. 향수를 바꾸시면 안 되나요?"라고 당돌하게 말해서 서 교수는 적잖이 당황했다고 한다.

물어보지 않아도 향을 좋아한 동료 교수의 계절형은 서 교수와 같거나 상생 관계였을 가능성이 크고, 거부감을 느낀 여직원은 상극 관계의 체질이었을 확률이 높다. 같은 향이나 냄새를 두고도 호불호가 갈리는 이유는 십중팔구 계절형 체질의 영향이 크다.

계절 체질과 맞지 않는 향의 부작용

고규태 씨는 모처럼 새 차를 뽑고 애지중지 단장하는 재미에 흠뻑 빠졌다. 급기야 각종 정보를 찾아 졸음운전을 막아 준다는 방향제까지 직접 만들었다. 하지만 얼마 지나지 않아 차만 타면 이상하게 두통이 찾아왔다. 전에 없던 일이라 혹시 방향제 때문인지 의심이 들었다. 가족들까지 차 안에서 이상한 냄새가 난다고 불평하기에 이르렀다. 아마도 새 차 증후군에 방향제 향까지 더해져 문제가 더 심각했던 모양이다.

고규태 씨가 만든 방향제의 주재료는 졸음을 쫓아 준다고 알려진 페퍼민트(金) 잎이었다. 여름(火) 체질인 그와 상극 관계인 가을(金) 성질의 식물로 방향제를 만들어 좁은 공간에서 계속 맡았으니, 몸에 좋을 리 없었다. 공교롭게도 고규태 씨의 가족들도 계절형이 봄(木)과 여름(火)이었다.

만약 페퍼민트 잎이 아니라 페퍼민트 에센셜 오일이었다면 부작용은 더욱 강했을 것이다.

또 다른 사례 역시 향으로 인해 증상을 겪은 실제 경험담이다. 조아현 씨는 돼지고기(金)를 무척 좋아한다. 하루는 모처럼 친구가 집에 놀러 오기로 해서 돼지고기 수육을 준비했다. 돼지고기 특유의 잡내를 없애기 위해 정향(金)까지 넣어 정성껏 상을 차렸다. 그런데 친구가 집에 들어오더니 얼굴을 찌푸리며 코를 틀어막는 것이다. 신경 써서 음식을 준비했는데, 순간 마음이 언짢았다.

하지만 이내 냄새에 익숙해졌는지 편안해졌고, 친구는 차린 음식을 맛있게 잘 먹었다. 그런데 얼마 지나지 않아 친구가 갑자기 두통을 호소해서 조아현 씨는 매우 당황했다. 도대체 이날은 왜 이렇게 일이 꼬였을까?

조아현 씨의 생일은 양력 9월 26일로, 돼지고기(金)와 정향(金)이 잘 맞는 가을(金) 체질이다. 반면 친구의 생일은 양력 3월 2일로, 가을과 상극 관계에 있는 봄(木) 체질이었다. 더욱이 평소에 수육을 자주 해 먹었기 때문에, 집 안에 이미 정향 냄새가 배어 있었을 것이다. 냄새는 물론 음식까지 친구의 계절형과 상극이었기에, 증상이 더욱 심하게 나타난 것으로 보인다.

이처럼 고농축 아로마 오일뿐만 아니라 향신료 역시 반대 체질에는 영향을 미칠 수 있다.

내 체질에 맞는 아로마

- 봄(木) 체질 : 레몬, 파인(솔잎), 시트러스 계열

목 에너지 아로마는 봄 체질에게 가장 좋고 상생 관계에 있는 화 체질과 수 체질에게도 좋다. 다만 상극 관계에 있는 토 체질이나 금 체질은 피한다.

- 여름(火) 체질 : 일랑일랑, 로즈, 제라늄

화 에너지 아로마는 여름 체질에게 가장 좋고 상생 관계에 있는 목 체질과 토 체질에게도 좋다. 다만 상극 관계에 있는 수 체질이나 금 체질은 피한다.

- 늦여름(土) 체질 : 캐모마일, 팔마로사

토 에너지 아로마는 늦여름 체질에게 가장 좋고 상생 관계에 있는 화 체질과 금 체질에게도 좋다. 다만 상극 관계에 있는 수 체질이나 목 체질은 피한다.

- 가을(金) 체질 : 페퍼민트, 재스민, 시나몬, 타임, 티트리, 유칼립투스, 샌들우드

금 에너지 아로마는 가을 체질에게 가장 좋고 상생 관계에 있는 토 체질과 수 체질에게도 좋다. 다만 상극 관계에 있는 화 체질이나 목 체질은 피한다.

- 겨울(水) 체질 : 라벤더, 로즈메리

수 에너지 아로마는 겨울 체질에게 가장 좋고 상생 관계에 있는 금 체질과 목 체질에게도 좋다. 다만 상극 관계에 있는 화 체질이나 토 체질은 피한다.

 # 백년 양생을 위한 목욕법

목욕은 단순히 위생의 문제를 넘어서 신체는 물론 정신 건강에도 매우 효과적이다. 목욕을 통해 하루에 쌓인 탁한 에너지를 배출하고, 짧은 시간에 온몸의 기혈을 빠르게 순환시켜 준다. 또한 따뜻한 목욕물은 혈관을 확장시켜 혈액 순환을 촉진한다. 근육의 긴장을 완화하여 통증이나 관절염 등의 증상을 완화하기도 한다.

일례로 요즘 들어 허리 굽은 노인을 찾아보기 힘들어진 것은 목욕 문화가 발달한 것도 중요한 이유이다. 1970년대 이전에는 목욕이 연중행사였지만, 지금은 생활 수준의 향상으로 다양한 시설을 갖춘 찜질방이나 스파가 성황이고, 많은 가정에 욕조가 구비되어 있다. 욕조에 따뜻한 물을 받아 몸을 담그면 피로가 풀리고, 척추의 긴장도 풀어져 허리에 몰린 피로가 해소된다. 음양의 원리에 의해 따뜻한 물에 몸을 담그면 신체 내부는 찬 기운, 즉 수 기운이 강해지므로 오행에서 수水에 해당하는 허리가 굽는 것도 예방한다.

점차 다양해지는 목욕 요법

시대의 흐름에 따라 목욕의 방식도 다양하게 변해 왔다. 한때 크게 유행했던 반신욕 열풍이나, 공중목욕탕의 개념을 친목과 레저의 공간으로 확장시킨 찜질방이 그 대표적인 예이다.

예전에는 단순히 온천탕이 전부였지만, 지금은 해수탕, 쑥탕, 자스민탕 등 건강을 생각한 다양한 욕탕과 황토방, 게르마늄방, 옥방, 은방, 얼음방 등 여러 형태의 찜질방이 생겨나 선택의 폭이 대단히 넓어졌다.

목욕이 신체에 긍정적인 작용을 하는 것은 분명한 사실이다. 그러나 그렇다고 해서 무조건 누구에게나 다 좋은 것은 아니다. 음식을 먹으면 배고픔은 해소되지만, 체질에 맞지 않는 음식을 과하게 섭취하면 신체 에너지의 불균형을 심화시켜 오히려 건강에 해로운 결과를 낳는 이치와 같다.

또한 약초나 술을 이용한 목욕법은 일반적인 목욕보다 신체의 기혈을 훨씬 강하게 자극하므로 자신의 계절형 체질에 맞는 방법을 알고 실천하는 것이 좋다.

치료나 건강을 위한 목적으로 아로마 오일을 사용할 때도 마찬가지. 마사지나 목욕에 활용하는 사람이 매우 많은데, 코를 통해 향기를 즐기는 것뿐만 아니라 피부를 통해 흡수되기도 한다. 특히 마사지와 따뜻한 물이 모공을 열어 주기 때문에, 짧은 시간이라도 효과가 매우 크므로 선택에 신중해야 한다.

자신의 체질에 맞는 목욕 방법을 알고 실천한다면 그 치유 효과는 훨씬 더 높아질 것이다.

- 반신욕

반신욕은 일본에서 유행하던 목욕법이 우리나라에 전해진 것으로, 몸을 욕탕에 절반 정도만 담가서 하는 방식이다. 상반신이 밖으로 나와 있으므로 과열되지 않고, 자연의 이치로 볼 때 심장에 무리를 주지 않으므로, 여름(火) 체질에게 가장 알맞은 방법이다.

여름 체질은 화 에너지 장부인 심장을 약하게 타고난다. 따라서 가슴 아래까지만 따뜻한 물에 담그면 심장의 부담을 줄일 수 있을 뿐 아니라, 혈액순환이 개선되어 심장의 펌프 기능이 강화된다. 음양의 이치로도 겨울에 우물물이 따뜻해지듯, 물 밖에 노출된 상반신이 식으면 반대로 몸속의 심장에는 열이 올라 그 기능이 향상된다.

다만 심장을 약하게 타고난 여름 체질이나 위장 기능이 약한 늦여름(土) 체질에게는 좋은 반면, 겨울(水) 체질과 가을(金) 체질은 오히려 피하는 것이 바람직하다.

- 전신욕

목 기운은 우리 몸 전체를 두루 감싸고 있는 근육을 주관한다. 수 기운은 신장과 방광의 기능을 주관하는데, 그 경락은 온몸의 절반 이상에 분포되어 있다. 또한 금 기운이 주관하는 폐와 대장은 피부 전반에 영향을 준다.

따라서 목 체질·수 체질·금 체질은 전신을 물에 온전히 담그는 전신욕이 잘 맞는다. 특히 금 체질은 온탕과 냉탕을 오가며 피부를 자극하는 목욕법이 좋다.

반면 화 체질과 토 체질은 뜨거운 물에 장시간 몸을 담가서 심장에 무리가 가면 좋지 않으므로 주의해야 한다.

- 족욕

족욕은 발목이나 무릎 아래까지만 물에 담그는 목욕법이다. 우리 몸에서 수 기운이 담당하는 부위는 하체이다. 무더운 여름에 우물물이 차가워지듯, 음양의 원리에 따라 무릎 아래를 따뜻한 물에 담그면 신장과 방광에 해당하는 수 기운이 한층 강화된다.

수 체질은 물론이고, 상생 관계에 있는 목 체질과 금 체질에게도 효과적인 방법이다. 다만 화 체질과 토 체질은 피하는 것이 좋다.

내게 맞는 에너지 충전 시간

40대 후반의 이동진 씨는 새벽까지 시달리는 격무의 피로를 풀기 위해 찜질방을 자주 찾는다. 황토방에서 찜질을 한 뒤에는 꼭 미역국을 먹는다. 이때 먹는 미역국이 유난히 맛있게 느껴지기 때문이다. 참고로 이동진 씨는 1월 18일생으로, 수 체질이다.

사람의 생리는 체질과 상관없이 낮에 활동하고 밤에 쉬는 것이 자연의 섭리다. 특히 늦은 밤에는 대기 중에 수 기운이 강해지기 때문에, 특히 수 체질은 밤에 잘 쉬는 것이 매우 중요하다. 구체적으로 겨울에 태어난 수 체질은 밤 11시부터 새벽 3시까지 가장 약해진다.

밤에 충분히 수면을 취하지 못하는데, 설상가상 황토방(土)은 수 기운을 억누르는 토 기운이 강하게 작용하는 공간이다. 겨울 체질이라면 평소에도 피해야 할 상극의 장소인데, 피로가 누적된 상태에서는 부담이 더욱 클 수밖에 없다.

결국 이동진 씨가 황토방에서 찜질을 한 것은 몸속의 수 기운을 더욱 고갈시키는 결과가 된다. 이 상태에서 수 기운을 보충해 불균형을 잡아 주는 음식인 미역국을 먹었으니, 당연히 평소보다 훨씬 맛있게 느껴졌을 것이다.

오행의 에너지는 하루의 시간 흐름에 따라 뚜렷하게 달라진다. 새벽 이른 아침에는 목 기운이, 오전에는 화 기운이, 오후에는 토 기운이, 저녁에는 금 기운이, 밤에는 수 기운이 대기 중에 왕성하다.

반면 바로 그 시간대에 해당하는 계절 체질의 몸은 허약해진다. 그러므로 자신이 약해지는 시간대에 목욕을 하면 부족해진 기혈의 움직임을 자극해 체내 기운을 보강할 수 있다.

물론 현실적으로 정확하게 시간을 맞추기가 쉽지 않지만 노력하는 만큼 분명한 효과가 있다.

내 체질에 맞는 목욕법

• 봄(木) 체질 : 입욕제 – 맥주, 솔잎, 와인 / 찜질 – 옥돌

시간 : 이른 아침

목 체질에게 좋은 입욕제나 찜질법은 상생 관계에 있는 화 체질과 수 체질에게도 좋다. 반면 상극 관계에 있는 토 체질이나 금 체질은 피하는 것이 좋다.

• 여름(火) 체질 : 입욕제 – 쑥 / 찜질 – 원적외선, 자수정

시간 : 오전

화 체질에게 좋은 입욕제와 찜질법은 상생 관계에 있는 목 체질과 토

체질에게도 좋다. 반면 상극 관계에 있는 수 체질이나 금 체질은 피하는
것이 좋다.

- 늦여름(土) 체질 : 입욕제 – 청주 / 찜질 – 황토, 습식 사우나
기타 – 유황온천, 머드팩
시간 : 오후
토 체질에게 좋은 입욕제와 찜질법은 상생 관계에 있는 화 체질과 금
체질에게도 좋다. 반면 상극 관계에 있는 수 체질이나 목 체질은 피하는
것이 좋다.

- 가을(金) 체질 : 입욕제 – 소주 / 찜질 – 맥반석, 게르마늄
시간 : 저녁
금 체질에게 좋은 입욕제와 찜질방은 상생 관계에 있는 토 체질과
수 체질에게도 좋다. 반면 상극 관계에 있는 화 체질이나 목 체질은 피
하는 것이 좋다.

- 겨울(水) 체질 : 입욕제 – 소금, 창포 / 찜질 – 숯가마, 해수탕
시간 : 밤
수 체질에게 좋은 입욕제와 찜질법은 상생 관계에 있는 금 체질과 목
체질에게도 좋다. 반면 상극 관계에 있는 화 체질이나 토 체질은 피하는
것이 좋다.

 # 백년 양생을 위한 운동

건강을 지키는 데 운동이 매우 중요하다는 것은 누구나 잘 알고 있다. 우리의 몸은 일생 동안 아끼고 보살피며, 가꾸어야 할 본체이자 근본이다. 운동은 이처럼 삶의 근간이 되는 육체에 생기를 불어넣는 행위다. 뿐만 아니라 정신 건강에도 좋은 영향을 미쳐 성취감을 높이고, 이상적인 신체 변화를 통해 긍정적인 자아상을 형성하게 한다.

그러나 아무리 좋은 운동이라도 잘못된 방법을 반복하거나 무리하면 오히려 해가 된다. 이러한 문제를 예방하고 운동의 효과를 극대화하는 데에는 계절형 체질과 에너지 운기의 흐름을 이해하는 것이 큰 도움이 된다.

일례로 경사진 길이나 계단을 오르면 숨차고 심장이 심하게 두근거린다. 이럴 때 양발을 교대로 가볍게 털어 주거나 뒤꿈치로 바닥을 톡톡 찍으면 호흡이 한결 편안해지고 심장의 부담이 줄어든다. 양발을 털거나 내려찍는 동작은 위에서 아래로 흐르는 화 에너지 방향이라 순간적으로 무리한 심장에 기운을 보강한다.

태양운기체질의 관점에서 보면 어떤 체질이 어떤 방향의 운동을 하느냐가 매우 중요하다. 특정 방향의 움직임이 어떤 체질에는 활력을 주지만, 다른 체질에는 오히려 부담이 되기도 한다.

예를 들어 봄(木) 체질은 목 기운이 근육 전반을 주관하므로 근육을 단련하는 웨이트 트레이닝이 잘 맞는다. 특히 좌우, 가로 방향으로 움직이는 운동이 효과적이다. 여름(火) 체질은 조깅, 마라톤이 잘 맞는다. 늦여름(土) 체질은 원을 그리는 동작이 도움이 되는데, 훌라후프나 자전거 타기 같은 운동이 대표적이다. 가을(金) 체질은 속도가 빠른 사선 방향의 움직임이 많은 운동이 좋다. 골프, 야구, 스쿼시가 이에 해당한다. 겨울(水) 체질은 아래에서 위로 튀어 오르는 동작이 신체에 활력을 준다. 농구, 줄넘기, 윗몸 일으키기 등이 대표적이다.

모든 운동이 건강에 좋은 것은 아니다

고현자 여사는 일흔에 가까운 나이에도 불구하고, 선천적으로 단단하게 타고난 데다 평소 계절형 건강법을 철저히 실천해서 실제 나이를 밝히면 모두 깜짝 놀란다. 평소 운동도 자신의 체질에 맞는 수 기운의 종목으로 깐깐하게 실천하고, 꽃놀이와 단풍놀이를 갈 때도 되도록 상생 관계인 목이나 금 기운의 산을 찾아다녔다.

그러나 그녀가 사는 진주 지역에는 주로 화 기운의 산이 많아, 아침 운동만큼은 선택의 여지가 없었다. 그러던 어느 날 고 여사는 여느 아침처럼 산에 올랐다가 운동 기구가 있는 곳에서 전에는 없던 굵은 훌라후프(土)를 발견했다. 체질과 맞지 않는 운동이라는 것을 알면서도 며칠 전

TV 건강 프로그램에서 훌라후프로 뱃살을 뺀 사례를 본 터라 호기심이 생겼다. 설마 무슨 일이 있겠나 싶은 마음에 십여 분 동안 열심히 훌라후프를 돌렸다.

그리고 잠깐 쉬었다가 산을 내려가는데, 갑자기 머리가 핑 도는가 싶더니 그만 쓰러지고 말았다. 주위 사람들의 도움으로 간신히 병원에 옮겨졌지만, 꼬리뼈에 금이 가는 바람에 한동안 서지도 앉지도 못하는 어려움을 겪어야 했다. 그날의 사고는 지역 신문에도 실렸다.

운동 방향의 이치를 모르는 사람이라면 이 사고를 단순히 운이 나빴다고 생각할 것이다. 그러나 계절형의 이치를 잘 아는 고 여사는 겨울 체질에 맞지 않는 운동을 한 탓이라는 것을 단박에 깨달았다.

훌라후프는 뱃살을 줄이고 허리선을 아름답게 만드는 데 효과적인 건강 기구다. 의외로 칼로리 소모도 크고 방법도 간단해서 남녀노소 누구나 쉽게 즐길 수 있다.

오행의 관점에서 보면, 둥글고(土) 큰(土) 고리를 허리에 걸고 원형(土)으로 돌리는 토 기운의 방향 운동이다. 따라서 늦여름(土) 체질에 가장 적합하고, 상생 관계에 있는 여름(火)과 가을(金) 체질에도 좋다. 반면 고 여사처럼 겨울(水)이나 봄(木) 체질은 피하는 것이 좋다. 특히 겨울 체질은 훌라후프를 돌리면 허리 통증을 느낄 수 있다.

내 체질에 맞는 운동

- 봄(木) 체질 : 웨이트 트레이닝, 축구, 고관절 운동

시간 : 이른 아침

목 체질에 좋은 운동은 상생 관계에 있는 화 체질과 수 체질에게도

좋다. 다만 상극 관계에 있는 토 체질이나 금 체질은 피하는 것이 좋다.

- 여름(火) 체질 : 조깅, 마라톤

시간 : 오전

화 체질에 좋은 운동은 상생 관계에 있는 목 체질과 토 체질에게도 좋다. 다만 상극 관계에 있는 수 체질이나 금 체질은 피하는 것이 좋다.

- 늦여름(土) 체질 : 자전거, 훌라후프

시간 : 오후

토 체질에 좋은 운동은 상생 관계에 있는 화 체질과 금 체질에게도 좋다. 다만 상극 관계에 있는 수 체질이나 목 체질은 피하는 것이 좋다.

- 가을(金) 체질 : 골프, 야구, 스쿼시, 배드민턴, 배구, 허리 비틀기 (트위스트), 검도, 탁구

시간 : 저녁

금 체질에 좋은 운동은 상생 관계에 있는 토 체질과 수 체질에게도 좋다. 다만 상극 관계에 있는 화 체질이나 목 체질은 피하는 것이 좋다.

- 겨울(水) 체질 : 수영, 농구, 줄넘기, 스쿼트, 윗몸 일으키기

시간 : 밤

수 체질에 좋은 운동은 상생 관계에 있는 금 체질과 목 체질에게도 좋다. 다만 상극 관계에 있는 화 체질이나 토 체질은 피하는 것이 좋다.

산은 무한 에너지의 보고

건강을 위해 등산을 즐기는 사람들이 매우 많다. 전통적으로 등산은 중장년층의 전유물로 인식되었으나, 최근에는 젊은 세대들도 많이 즐기고 있다.

그런데 장소마다 각기 다른 기운이 흐르듯 산도 체질에 맞는 곳이 있다. 산은 거대한 바위와 수많은 나무가 거대한 숲을 이루고 있어서 기운이 생각보다 매우 강하다.

일껏 시간 내서 열심히 산을 올랐건만 땅의 기운과 자신의 계절형이 맞지 않는다면 피로만 쌓이거나, 심한 경우 탈이 날 수도 있다. 때문에 계절형에 맞는 장소의 특성을 알아 두는 것이 좋다.

지인 중에 한 분에게서 경남 화왕산(火)에 다녀온 뒤 이유 없이 몸져 누웠다는 말을 들었다. 생일을 확인해 보니 겨울이다. 이는 자신의 체질과 상극 관계에 있는 강한 산 기운으로 몸이 상한 경우다.

화왕산은 이름에서 알 수 있듯 화 기운이 매우 왕성하다. 특히 산 전체가 갈대(金)로 뒤덮여 있는 것으로 유명한데, 서늘한 성질의 갈대가 잘 자란다는 것은 그만큼 화왕산의 기운이 따뜻하다는 의미다. 그러므로 상극 관계에 있는 수 체질이나 금 체질 사람에겐 화왕산이 그리 좋지 않다.

한편 서울에서 무역회사를 운영하는 목(봄) 체질의 지인도 가을에 회사 단합 대회로 치악산에 올랐다가 가슴 철렁한 일을 겪었다. 평소 등산을 즐기는 데도 그날따라 이상하게 고된 느낌이 들었다고 한다. 별일이 있겠나 싶어 정상까지 올랐다가 오후 3시 무렵 하산하는데 갑자기 온몸에 힘이 풀리며 마비 증세가 왔다. 다행히 사람들의 부축을 받아 무사히 산을 내려왔지만, 다음날까지도 기력이 회복되지 않았다. 그런데 이

민족의 영산 백두산과 한라산

백두산과 한라산은 모두 화산이면서 정상에 천지와 백록담이라는 호수를 이고 있다는 공통점이 있다. 그러나 기운은 정반대로, 백두산은 양이고, 한라산은 음이다. 더 상세하게는 백두산은 남성적인 성질처럼 음 속에 양을 품고 있고, 한라산은 여성적인 성질처럼 양 속에 음을 지닌다.

백두산은 수 기운이 대단히 강하다. 땅 위로 솟구쳐 오른 용출수(水)로 이루어진 천지는 아래에서 위로 올라가는 수 성질을 품고 있다. 수 기운은 남자의 기운을 뜻하기에, 백두산을 아우르는 고구려 문화는 호방하고 진취적이며 활력이 넘쳤다. 고분 벽화에도 활을 잘 쏘며, 사냥을 좋아하고, 말(水)을 잘 타는 용맹한 고구려인의 모습이 남아 있다. 수 기운의 동물인 말을 사육하기에 좋아서 고구려 철갑 기마대는 중국과의 전쟁에서도 핵심 전력으로 활약했다.

반대로 한라산은 화 기운이 강하다. 백록담은 위에서 아래로 떨어져(火) 고인 물이다. 화의 성질은 여성을 뜻하기에, 제주도는 예로부터 생활의 주체가 여성이었다. 바닷속으로 뛰어들어 해산물을 채취하는 해녀의 물질도 위에서 아래로 내려가는 화 기운의 방향과 연관이 있다. 제주도의 말이 조랑말인 이유는 수 기운의 동물인 말이 상극 관계의 화 기운에 영향을 받은 때문이다. 한라산의 화 기운은 식물에도 나타나서 상생 관계인 당근(火), 감자(土), 귤(木), 바나나(土), 파인애플(火, 土) 같은 과일과 채소가 잘 자란다.

상하게도 병원 검사에서 뚜렷한 이상이 발견되지 않았다.

치악산은 금 기운이 강한 산이다. 계절이 가을이라는 것도 금의 기운이고, 사고가 난 오후 3~4시는 토 기운이 왕성한 때다. 목 체질인 그에게는 아주 강한 상극의 기운이 겹친 셈이다.

비슷한 사례로, 목 체질인 어느 분이 경남 양산의 영취산(金) 백련암(金) 부근에서 무릎 아래에 힘이 빠져 쓰러지는 바람에 헬기로 구조되었다는 일화를 말씀해 주시기도 했다. 이처럼 목 체질이 금 기운에 의해 탈이 났을 때는 목욕물에 와인(木)을 타서 반신욕으로 가볍게 땀을 낸 뒤 목에 해당하는 음식을 집중적으로 섭취하면 빨리 몸을 회복할 수 있다.

내 체질에 맞는 산

• 봄(木) 체질 : 높고 큰 산, 근육질의 우람한 산세

목 체질이 오르기 가장 좋고 상생 관계인 화 체질과 수 체질에게도 좋다. 다만 상극 관계에 있는 토 체질이나 금 체질은 피하는 것이 좋다.

• 여름(火) 체질 : 정상이 동그랗고 해발이 낮은 야트막한 동산

화 체질이 오르기 가장 좋고 상생 관계에 있는 목 체질과 토 체질에게도 좋다. 다만 상극 관계에 있는 수 체질이나 금 체질은 피하는 것이 좋다.

• 늦여름(土) 체질 : 정상이 떡시루처럼 평평한 산

토 체질이 오르기 가장 좋고 상생 관계에 있는 화 체질과 금 체질에게도 좋다. 다만 상극 관계에 있는 수 체질이나 목 체질은 피하는 것이

좋다.

- 가을(金) 체질 : 높고 큰 산, 바위가 많은 산, 뾰족한 산

금 체질이 오르기 가장 좋고 상생 관계에 있는 토 체질과 수 체질에게도 좋다. 다만 상극 관계에 있는 화 체질이나 목 체질은 피하는 것이 좋다.

- 겨울(水) 체질 : 히말라야, 백두산

수 체질이 오르기 가장 좋고 상생 관계에 있는 금 체질과 목 체질에게도 좋다. 다만 상극 관계에 있는 화 체질이나 토 체질은 피하는 것이 좋다.

운동 후 휴식을 돕는 자연환경

건강을 유지하는 데 운동만큼 중요한 것이 휴식이다. 휴식은 운동 효과를 극대화하고, 피로를 회복하며, 에너지를 채워 준다. 무엇보다 지친 상태에서 무리하면 부상의 위험이 커지고 집중력도 떨어지므로 충분한 휴식이 필요하다.

다만 사람마다 체질이 다르듯 장소마다 흐르는 기운도 서로 달라서, 자연에서 휴식을 취할 때는 주변의 요소를 살펴 나의 체질에 잘 맞는 곳을 찾는 것이 좋다.

더불어 계절형에 따라 잘 맞는 나무도 다르므로 함께 참고하도록 하자. 목 체질에게는 소나무나 전나무처럼 우람하고 탄탄한 기운의 나무가 잘 맞는다. 화 체질은 석류나무처럼 붉은 꽃이 피는 나무나, 대추나

무처럼 그리 크지 않지만 생동감 있는 나무가 좋다. 토 체질은 은행나무처럼 노란 잎을 가진 나무나 감나무, 호두나무처럼 잎 모양이 넉넉한 종류의 나무가 이롭다. 금 체질은 향나무나 대나무처럼 곧고 뾰족한 형태의 나무와 잘 맞는다. 수 체질에게는 수양버들, 등나무처럼 유연하고 긴 줄기를 가진 나무가 좋다.

- 봄(木) 체질 : 숲이 우거진 곳, 특히 소나무가 많은 곳
- 여름(火) 체질 : 폭포 또는 꽃밭
- 늦여름(土) 체질 : 평원 또는 시야가 탁 트인 곳
- 가을(金) 체질 : 바위나 대나무가 많은 곳
- 겨울(水) 체질 : 옹달샘이나 계곡 등 물 근처

비결 8 백년 양생을 위한 수면법

사람은 일생의 3분의 1을 잠으로 보낸다. 잠은 생명 에너지를 회복하는 가장 자연스럽고 근본적인 과정이다. 깨어 있는 동안 소모했던 기운을 재충전하고, 손상된 조직을 회복시키고, 다음 날을 위한 활력을 준비한다.

음식은 먹지 않고도 90일을 생존했다는 기록이 있지만, 잠은 그렇지 않다. 특수한 경우를 제외하면 열흘 동안 잠을 자지 않으면 생명을 유지하기 어렵다. 특히 성장기에는 꼭 필요한 성장 호르몬의 약 75~80%가량이 수면 중에 분비되며, 특히 생체 리듬을 조절하는 멜라토닌은 오직 잠을 자는 동안에만 분비된다. 뿐만 아니라 잠이 부족하면 스트레스 호르몬인 코르티솔이 증가해 피로를 유발한다.

많은 분들이 내게 건강해지는 방법에 대한 질문을 자주 하신다. 그때마다 '올바른 마음과 올바른 휴식과 올바른 섭생과 올바른 운동'이 심신의 조화를 위하는 으뜸의 방법이라고 말씀드리지만, 빡빡한 일상으로 인해 알면서도 좀처럼 체화하기 힘든 것도 사실이다. 이런 분들에게 권하는 가장 기본적인 조언이 '올바른 수면법'이다.

사람들은 잠의 중요성을 쉽게 간과한다. 운동을 하려면 의지가 필요하고, 허기를 채우려면 요리하는 수고가 있어야 하지만, 잠은 저절로 찾아오는 것이기 때문이다.

그러나 현실은 안타깝게도 우리나라 성인의 약 17~23%가 만성 불면증을 겪는다는 자료가 있고 매년 수면장애로 병원을 찾는 환자가 급증하고 있다. 비정상적으로 잠을 제대로 자지 못하는 것은 신체적으로나 정신적으로 이상이 생겼다는 신호인 경우가 많다.

의학적으로 '좋은 잠'이란 자리에 누워 10분 이내에 잠들고, 아침에 눈을 뜬 뒤 5분쯤 지나서는 상쾌함을 느끼는 상태를 말한다. 누구나 이런 수면을 바라지만, 불면증이 없는 사람이라도 매일 이와 같은 쾌면을 이루기가 쉽지 않다.

'마음 가는 데 눈도 간다'는 말이 있다. 눈이 향하는 곳으로 기운도 따라 움직인다. 우리는 깨어 있는 내내 시선을 바깥에 두고 타인과 주변 상황을 살피느라 긴장하고 에너지를 소모한다. 그러다 눈을 감고 잠자리에 들면 외부로 향하던 시선이 안으로 향하면서 인위적인 생각이 끊기고, 자연스러운 흐름에 몸을 맡기게 된다. 그 과정에서 생명 에너지가 충전된다. 따라서 수면의 질에 따라 에너지 보충과 피로 회복 속도에 큰 차이가 생길 수밖에 없다.

체질마다 다른 수면 패턴

수면 부족이 건강의 적신호라는 사실은 누구나 알지만, 바쁜 현대인들은 잠을 줄여 가며 생활하기가 쉽다. 그러다 보니 평생 하루 세 시간만 자고, 짧은 낮잠으로 피로를 풀었다는 나폴레옹의 수면 방식이 한때 크게 회자되기도 했다. 지금도 여전히 수험생이나 자기 계발에 열심인 직장인들 사이에서 이른바 '나폴레옹 수면법'이 정석처럼 받아들여지고 있다.

반면 하루 평균 아홉 시간 이상 잤다는 아인슈타인을 예로 들어, 충분히 수면을 취해야 한다고 주장하는 쪽도 있다.

그러나 중요한 점은 나폴레옹이든 아인슈타인이든 그 어떤 방법도 자신의 계절 체질에 맞지 않다면 소용이 없다는 것이다. 나폴레옹은 1769년 8월 15일생으로 가을(金) 체질이다. 비장과 위장이 약한 늦여름(土) 체질과 상생 관계이니 만성 위궤양에 시달렸다는 기록도 충분히 납득된다.

또한 밤 시간의 수면보다 자신의 에너지가 약해지는 늦여름(土) 시간대인 오후에 틈틈이 낮잠으로 기운을 보충한 것 역시 체질에 부합하는 방법이다. 이처럼 가을 체질은 낮에 잠깐씩 토막잠을 자거나 휴식을 취하는 것이 건강에 도움이 된다.

그러나 겨울(水) 체질처럼 밤 시간의 깊은 수면이 절대적으로 필요한 경우나, 봄(木) 체질처럼 이른 새벽잠이 중요한 경우라면 오히려 건강한 수면 리듬을 해칠 수 있다. 따라서 계절형의 차이를 무시하고 '낮잠이 무조건 건강에 좋다'거나 '성공하려면 반드시 새벽형 인간이 되어야 한다'는 식의 극단적인 이론은 주의해야 한다.

다만, 하루 중 음 기운이 가장 강해지는 밤 11시부터 새벽 3시까지는 어떤 체질이든 반드시 숙면을 취하는 것이 좋다.

목 체질과 수 체질은 수면 패턴에 주의

예전에 여러 지인과 여행을 갔는데 일행 중 한 분이 자신은 새벽 서너 시쯤에 일어나야 해서 죄송하다고 미리 양해를 구했다. 너무 이른 시간이라 이유를 물어보았더니 의지와 상관없이 그 시간이 되면 저절로 잠이 깬다는 것이었다. 이후에 그의 생일이 3월이라는 말을 듣고 고개를 끄덕였다.

새벽 3시부터 6시는 하루 중 대기에 목 기운이 가장 강한 시간대라, 봄에 태어난 목 체질의 에너지가 가장 약해진다. 봄에 태어난 사람들 가운데 많은 이가 이 시간에 소변이 마렵거나 속이 쓰려서 쉽게 잠에서 깬다. 이렇게 한 번 깨고 나면 다시 잠들기가 애매해 그냥 내처 하루 일과를 시작하는 것이다.

그러나 이치를 안다면 그럴수록 다시 자리에 누워 잠을 청하거나, 눈을 감고 몸을 쉬는 것이 좋다. 어느 체질이든 자신이 가장 약해지는 시간대에는 과하게 움직이거나 고도의 집중, 또는 중대한 결정을 피하는 것이 현명하다.

특히 겨울에 태어난 수 체질은 불면증에 한층 주의해야 한다. 잠자리에 드는 밤(水) 시간이 수 체질이 가장 에너지가 약해지는 계절형이라, 이때 자칫 부산을 떨다가 잠을 놓치면 불면의 밤을 보내기 쉽다. 이런 일이 반복되어 습관으로 굳어지면 다른 체질보다도 부정적인 영향을 크게 받는다.

수 체질은 또 유달리 밤에 무서움을 많이 타는 경향이 있다. 이 역시 자연의 섭리에 따른 현상으로, 수 체질이 약해지는 시간인 늦은 밤에는 가급적 움직이지 말고 휴식을 취하라는 신체의 신호이다.

수 체질의 아이들이 밤에 불 끄는 것을 유난히 무서워하는 성향도 에너지가 가장 약해지는 밤 시간에 심리적으로 불안정한 탓이다. 그러 므로 억지로 불을 끄기보다는 은은하게 수면등을 켜서 안정시켜 주는 것이 좋다.

좋은 잠을 위한 준비

잠자리에 들기 전 따뜻한 우유 한 잔이 숙면에 도움이 된다고 알고 있다. 그러나 우유는 토와 금의 기운을 함께 지니고 있어, 목 체질이라 면 오히려 피하는 편이 좋다. 숙면에 좋다고 알려진 라벤더(水) 역시 계 절형이 맞을 때의 이야기이고, 화 체질이나 토 체질에게는 라벤더보다 카모마일(土)을 추천한다.

건강한 잠을 위해서는 침구도 매우 중요하다. 수면 상태에서 사람의 뇌파는 주변 자연물과의 기운 교류가 훨씬 활발해진다. 따라서 체질에 맞는 침구는 휴식과 에너지 충전에 도움을 주지만, 반대의 경우는 오히 려 역효과를 가져온다.

그런 점에서 매트는 신중하게 고르는 것이 좋다. 옥 매트는 목, 황토 매트는 토, 돌침대는 금의 성질이 있다. 세라믹·게르마늄 매트는 금, 숯 매트는 수의 성질이다. 여름철에 더위를 피하려고 쓰는 짚 돗자리는 토, 대나무자리는 금의 성질을 띤다.

이것들이 건강한 사람에게는 큰 문제가 되지 않을 수 있지만, 노 약자나 어린아이의 경우는 계절 체질에 맞는지 특히 신경을 써야 한다.

또한 취침 전에는 반드시 주변 가전제품의 코드를 뽑는다. 특히 인

간은 머리를 통해 온몸으로 전자파를 끌어들이므로 머리맡에는 가전제
품을 두지 않아야 한다.

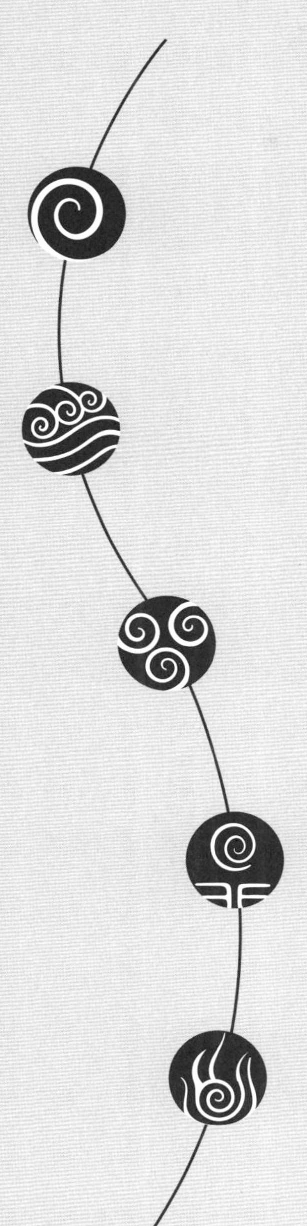

4

내 몸을 살리는 오행 체질별 음식

음식 요법의 중요성

기본적인 생체 현상만 살펴봐도 몸의 균형이 정상인지 아닌지 대체로 짐작할 수 있다. 질병 역시 그 근본 이치는 다르지 않다. 오장육부의 기운이 지나치게 강하거나 허하여 조화가 깨지면 병이 생긴다.

현대엔 질병의 종류가 무수히 많고, 증상 또한 가늠하기 힘들다. 그러나 사실 신체 불균형을 야기하는 오장육부의 허실을 정확하게 찾아내면 이미 반쯤 치료된 것이나 다름없다. 질병의 종류나 증상에 매달리기보다 근본적으로 질병이 생기게 된 요인, 즉 잘못된 식생활, 운동 요법, 일상 습관 등을 우선 면밀히 검토해 보는 것이 매우 중요하다. 만약 문제가 있는 원인을 알았다면 이를 올바르게 개선해 나가는 것이 발본색원의 길이다.

질병의 증상과 형태는 매우 다양하지만, 만물의 근본 이치는 언제나 '원인'을 푸는 데 있다. 장부의 불균형 또한 근본적으로 막힌 곳을 풀어주어야 비로소 해결된다. 물론 세균성 질병이나 급성 질환의 경우에는 현대 의학의 도움이 반드시 필요하지만, 그 외 현대인을 괴롭히는 성인병이나 신체의 불균형에서 비롯된 만성질환은 체질에 맞는 방법을 찾아가는 과정을 통해 몸의 회복력을 키울 수 있다.

자연의 이치는 나와 맞는 퍼즐을 맞춰가는 과정이다. 예컨대 위장이나 간 계통의 질병은 토 체질과 목 체질이 약하게 타고나는 토와 목 장부의 증상으로, 본인의 체질에 맞는 방법을 통해 회복력을 키우는 것이 바람직하다. 다시 말해 토 체질이 신체의 불균형으로 병에 걸렸다면 증상에 관계없이 자신의 본원체질에 해당하는 토의 음식물을 가장 많이 섭취해야 한다. 그리고 상생 관계의 금의 성질을 그 다음으로 많이 섭취하고, 화의 성질 음식을 그 다음으로 많이 섭취한다. 당연히 상극 관계인 목의 성질 음식은 가장 적게 섭취하고, 다음으로 수의 성질을 지닌 음식을 적게 섭취하는 것이 기력을 회복하는 열쇠이다.

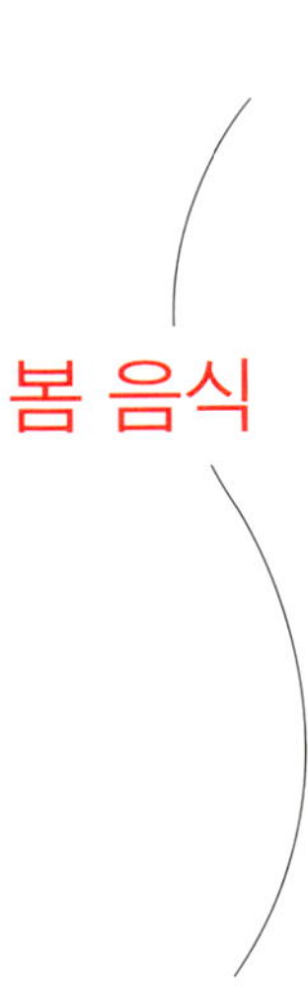

봄 음식

목 체질에 알맞은 음식은 상생 관계에 있는 화 체질과 수 체질에도 잘 맞는다. 반면 상극 관계에 있는 토 체질이나 금 체질은 섭취하더라도 양을 조절해서 적게 먹는 것이 좋다. 이것이 계절형에서 말하는 균형이다.

• 녹차

녹차가 커피보다 건강에 좋고 정신을 맑게 한다고 생각해 습관처럼 마시는 사람들이 많다. 그러나 체질에 맞지 않는데도 물처럼 자주 마시면 오히려 건강을 해칠 수 있다. 실제로 녹차 음용 후에 소화불량이나 어지럼증을 호소하는 경우도 적지 않다.

녹찻잎(木)은 목의 기운이 가장 왕성하게 솟구치는 이른 봄에 채취한다. 생명이 탄생하는 시기라 산과 들에는 푸른빛이 번지고, 나무는 새순을 밀어 올리며 생명의 기운을 내뿜는다. 그중에서도 특히 녹찻잎은 채취하는 시각 또한 새벽이슬이 맺힌 이른 때에, 어린 순을 따서 덖기 때문에 목의 에너지가 대단히 응집된 음식이라 할 수 있다. 따라서 목 체질에게 가장 이롭고, 상생 관계에 있는 화 체질과 수 체질에도 도움이 된다. 그러나 상극 계절형인 토 체질이나 금 체질이 습관적으로 마실 경우 비장과 위장, 폐, 대장에 부담을 줄 수 있다.

• 매실

신맛(木)이 강한 매실은 대표적인 목 에너지의 열매다. 크기가 작을수록 봄의 기운을 더 많이 품고 있다.

매실차는 음식점에서 식사 후 흔히 제공되는 후식이고, 예로부터 집집마다 매실 발효액을 소화제로 상비해 두고 있다. 매실 발효액은 매실(木)과 설탕(土)을 같은 비율로 섞어 발효(土)시킨 것으로 가정에서 여러모로 쓰임새가 많다. 뿐만 아니라 서로 상극 관계에 있는 목과 토 기운이 만나 에너지의 균형을 맞추었기에, 계절형에 상관없이 누구에게나 두루 이롭다. 이렇게 서로 반대되는 한두 가지 성질을 조합해 균형을 맞추는 것을 부분 상화部分相和라 한다.

만약 가족의 계절형이 목이나 수라면, 매실 발효액을 만들 때 솔잎(木)이나 솔방울(木), 산수유(水)를 함께 넣으면 훨씬 더 좋다. 반대로 가족이 가을(金)이나 늦여름(土) 체질이라면 매실보다는 매실과 흡사한 돌복숭아(金)로 발효액을 담그는 것이 더 좋다. 매실주 역시 마찬가지. 매실이 반대 성질의 소주(金)와 만났으므로, 이것 또한 부분 상화라 할 수 있다.

다만 매실 식초는 사정이 다르다. 매실에 목의 성질인 신맛을 더했으므로, 매실 식초는 매우 강한 목 에너지 식품이 된다. 따라서 반대 계절형인 토 체질과 금 체질은 섭취에 주의해야 한다.

- 재첩

제첩은 예로부터 간의 열을 내려 주고 숙취나 피로를 완화해 주는 효능이 있다고 널리 알려져 있다. 그래서 특히 술을 즐기는 주당에게 부추를 넣고 끓인 재첩국이 해장으로 인기가 많다. 크기가 작고 푸르스름한 빛을 띤 재첩은 대표적인 목 음식이다. 여기에 부추(木)를 더하면 목의 기운이 한층 강화된다. 특히 초봄에 수확한 초벌 부추는 목 기운이 매우 풍부하다. 이처럼 목 성질이 강하다 보니, 자연히 목 에너지 장부인 간과 담에 이롭다.

간과 담이 허한 목 체질, 혹은 상생 관계에 있는 화 체질과 수 체질에게는 매우 이롭지만, 상극 관계인 토 체질이나 금 체질이 재첩국에 부추까지 넣어 먹는다면 마치 불 난 집에 기름을 붓는 격이다.

- 비타민 C

신체의 각 장부가 균형을 맞추기 위해서는 저마다 필요한 에너지가 다르다. 간과 담은 봄 에너지인 목을, 심장과 소장은 여름 에너지인 화를 필요로 한다. 비장과 위장은 늦여름 에너지인 토, 폐와 대장은 가을 에너지인 금, 신장과 방광은 겨울 에너지인 수의 기운을 필요로 한다.

비타민 C는 봄의 장부인 간과 담의 기운을 보하는 영양소로, 목 체질에 가장 좋다. 그다음으로 화 체질과 수 체질에도 이롭다. 그러나 반대 계절형인 토 체질과 금 체질은 비타민 C를 지나치게 섭취하면 오히려 신체의 균형이 무너질 수 있다.

또한 특정 영양소가 아무리 몸에 좋다 하더라도 한 가지 성분을 과도하게 섭취하면 장부 간의 에너지 균형이 깨질 수 있으므로 주의한다.

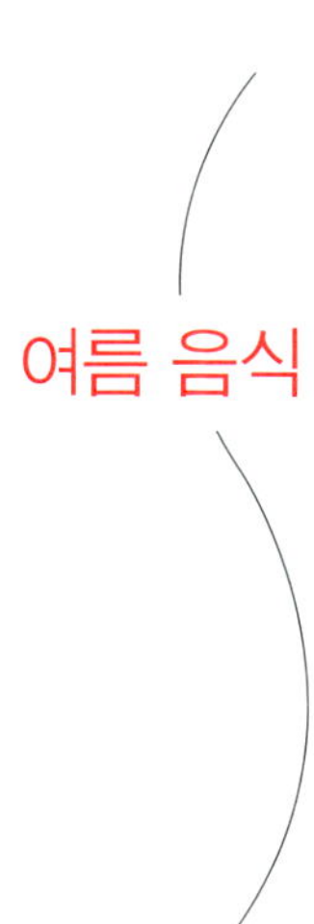

여름 음식

화 체질에 알맞은 음식은 상생 관계에 있는 목 체질과 토 체질에도 잘 맞는다. 반면 상극 관계에 있는 수 체질이나 금 체질은 섭취하더라도 양을 조절해서 적게 먹는 것이 좋다. 이것이 계절형에서 말하는 균형이다.

- 커피

여름(火) 체질은 졸음이 오거나 속이 더부룩할 때 커피 한 잔이 효과적일 뿐 아니라 건강에도 이롭다.

커피는 화 에너지의 음식이다. 더운(火) 지방에서 자란 커피콩은 본질적으로 따뜻한 기운을 지니고 있으며, 불(火)에 볶으면 각 품종이 지닌 독특한 쓴맛과 향이 드러난다. 쓴맛은 심장과 연결되어 혈액의 흐름을 조절하고, 따뜻함은 기운을 올리는 상승 작용을 한다. 이처럼 화의 기운이 강한 식품이므로 화 체질에게 가장 잘 맞는다. 더불어 상관 관계인 늦여름 체질과 봄 체질에게도 좋다.

- 영덕대게와 러시아산 킹크랩

게는 여름의 화 기운을 품고 있어서 차가운 물에서 활동성과 성장이 두드러진다. 동해의 영덕에서는 주로 대게와 홍게가 잡히고, 남해나 서해에서는 꽃게가 잡히는 중요한 원인은 바로 수온 차이이다. 같은 게라 하더라도 꽃게보다 영덕의 대게나 홍게가 훨씬 더 강한 여름 에너지를 지니고 있다. 특히 홍게는 동해의 낮은 수온에서도 열을 다 식히지 못해 껍질이 붉다. 대게보다 여름 성질이 더 강한 것을 알 수 있다.

바닷물은 아래로 내려갈수록 차가워진다. 게가 수온이 낮은 바닥을 기어다니는 것은 몸에 열이 많기 때문이다. 위에서 아래로 향하는 성질은 열이 많은 화 에너지 방향의 특성이다. 그러나 아무리 대게와 홍게가 강한 여름 기운을 품고 있다 하더라도, 크기나 성질 면에서 훨씬 더 차가운 바다에서 사는 러시아산 대게가 한 수 위다.

따라서 화 체질은 물론, 상생 관계에 있는 토 체질이나 목 체질이라면 꽃게보다는 대게나 홍게가 더 좋고, 또 그보다는 러시아산 대게가 낫다. 언제나 신토불이가 최선인 것은 아닌 셈이다.

추가로 한때 여름 에너지가 아주 강한 게의 등껍질을 가공한 키토산이 시중에 엄청나게 유행한 적이 있다. 이런 건강식품을 상극 관계에 있는 수 체질이나 금 체질이 섭취한다면 오히려 부조화를 자초하게 될 뿐 이익이 없다.

- 인삼과 홍삼

인삼은 열이 많아 체질을 가리지만 홍삼은 누구에게나 다 잘 맞는다고 한다. 과연 그럴까? 결론부터 말하자면 인삼이든 홍삼이든 모두 체질에 큰 영향을 미치는 식품이다.

인삼은 열이 많아 서늘한 땅속에서 자라는, 여름 기운이 응축된 약재다. 인삼 밭에서 지붕에 검은 차양막을 쳐서 햇볕을 차단하는 것을 생각해 보자. 이렇게 더운 기운의 인삼에 다시 열을 가해 찐 것이 홍삼이다. 찌는 과정에서 늦여름의 에너지가 강화된다. 다시 말해 그렇지 않아도 더운 성질을 가지고 있는 인삼이 열을 받아 붉다 못해 거무스름해진 것이 홍삼이다. 얼마나 많은 열을 품고 있는지 짐작할 수 있을 것이다.

인삼과 더불어 귀한 약재로 손꼽히는 녹용도 마찬가지다. 사슴의 머리 위에 왕관처럼 돋아난 아름다운 뿔이나, 녹혈이라고 해서 녹용을 자른 단면에 보이는 붉은 피(火)는 화 에너지를 담고 있다. 이처럼 화려하고 생동감 있는 것은 오행 중 화의 속성에 해당한다.

인삼, 홍삼, 녹용은 모두 화의 기운이 강한 식품이다. 따라서 화 체질에게는 매우 좋은 보약이다. 상생 관계에 있는 목 체질, 토 체질에게는 이롭다. 그러나 상극 관계인 금 체질이나 수 체질은 섭취에 주의가 필요하다.

아무리 귀한 약재라도 모든 사람에게 일률적으로 좋은 것은 아니다. 음식이 가진 성질과 섭취하는 사람의 계절형이 맞을 때 비로소 진정한 보약이 된다.

- 진주 가루

대만이나 홍콩 등 동남아 지역 여성은 여성 호르몬 분비를 촉진시키기 위해 진주 가루를 섭취하기도 한다.

진주는 깊은 물(水) 속의 조개에서 채취하지만 햇볕과 밀접한 연관이 있다. 그래서 해가 오랫동안 내리쬐고 볕이 뜨거운 열대나 아열대, 태평양에서 많이 난다. 시기적으로도 진주가 가장 많이 나는 시기는 6월에서 8월 사이다.

진주에는 햇볕의 화 에너지가 응축되어 있어서 오행의 화 장부인 심장과 소장이 주관하는 내분비 기능에 영향을 준다. 하지만 상극 관계에 있는 겨울 체질과 가을 체질이라면 삼가는 것이 좋다.

• 팥

팥을 물에 씻어 말리면 매우 빨리 마른다. 또한 붉은색(火)을 띠고 있어서, 팥은 열이 많은 화 에너지 식품이다.

예로부터 팥이 부종에 좋다고 알려져 있지만, 상극 관계에 있는 금 체질과 수 체질에게는 해당하지 않는다.

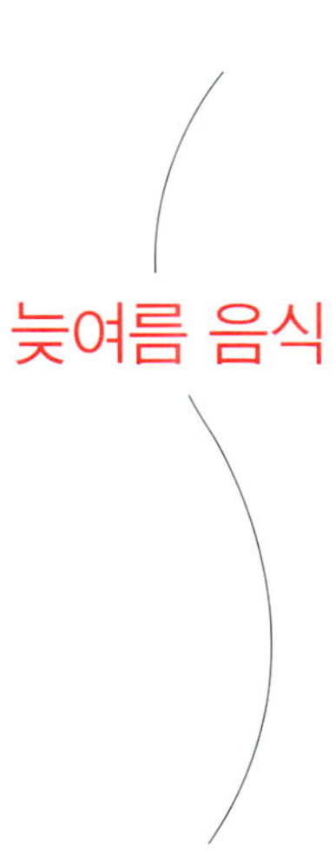

늦여름 음식

토 체질에 알맞은 음식은 상생 관계에 있는 화 체질과 금 체질에게도 좋다. 반면 상극 관계에 있는 수 체질이나 목 체질은 섭취하더라도 양을 조절해서 적게 먹는 것이 좋다. 이것이 계절형에서 말하는 균형이다.

- 상황버섯

상황버섯은 뽕나무(土)에서 자라는 황색(土) 버섯으로, 시중에서 암 환자에게 효과가 있는 약재라는 소문이 퍼져 있다.

잎이 큰 뽕나무는 오행 중 토 성질을 지닌다. 거기에서 자란 상황버섯의 황색도 오장육부 중 토 장부인 비장과 위장을 뜻하며, 많은 영향을 준다.

따라서 토 체질에게 가장 좋고, 상생 관계에 있는 화 체질, 그리고 금 체질에게는 도움이 된다. 그러나 상극 관계에 있는 수 체질과 목 체질에게는 이로움이 없다. 수 장부인 신장과 방광, 목 장부인 간과 담에 부담을 주기 때문이다.

최근 들어 미디어에서 상황버섯이 간이나 신장을 손상시킬 수 있다
는 말이 종종 나오는데는 이런 까닭이 있다.

• 청둥호박(늙은 호박)

청둥호박은 부종 완화에 특히 효과가 있어 '약 호박'이라고도 불리며,
예로부터 산후조리에 대표적인 식품으로 알려져 있다. 크고 둥근 형태,
누런 빛깔, 그리고 단맛은 모두 오행 중 토 성질의 특징이다. 특히 덩치
가 크고 둥글수록 토 기운은 강해진다.

지금도 여전히 많은 사람들이 몸의 부종을 빼고 기운을 보충하기 위
해 청둥호박을 중탕해 먹는다. 그러나 토 성질이 강한 만큼, 상극 관계
에 있는 수 체질과 목 체질은 섭취량에 주의해야 한다. 특히 산후조리를
이유로 수 체질이나 목 체질의 산모가 늙은 호박을 중탕해 장기간 복용
한다면, 몸의 균형을 되찾기보다 오히려 해가 갈 수 있다.

• 잉어와 붕어

토 성질을 지닌 물고기는 반대되는 기운인 물(水)의 저항을 많이 받
는다. 그래서 잉어나 붕어처럼 비늘이 크거나 가자미, 광어처럼 물 밑
바닥(土)에 산다.

잉어나 붕어는 예로부터 임산부가 영양을 보충하고 기미 예방에 좋은
식품으로 알려져 있다. 하지만 임신 중이나 출산 직후는 몸이 어느 때보
다 예민하여 상극 관계에 있는 음식의 영향을 크게 받으므로 각별한 주
의가 필요하다. 실제로 수간호사 출신의 한 여성은 임신 7개월 무렵, 몸
을 보양하기 위해 잉어를 중탕해 먹었는데, 오히려 좋지 않은 사고를 당

하고 말았다. 출산을 하는데 양수가 유난히 뜨겁게 느껴지면서 이상한 직감이 들었고, 안타깝게도 아기는 세상에 올바로 나오지 못했다. 이전에 특별한 이상이 없었던 터라 정확한 이유를 알 수 없었지만, 잉어가 내내 마음에 걸렸다. 후에 자신이 수 체질이라는 것을 알고 나서 음식과 체질의 연관성을 깊이 절감하게 되었다.

• 조기

예로부터 조기는 귀한 손님상에 오르던 생선이다. 맛이 담백하고 살이 부드러워 소화가 잘된다. 또한 기력 회복에 도움이 된다 하여 보양 생선으로 대접받았는데, 실제 현대 영양학적으로 단백질과 필수 아미노산이 풍부한 것으로 밝혀졌다.

조기는 크기가 알맞고 형태가 단정하며, 살이 누르스름한 빛을 띠는데, 이런 특징들은 모두 토 성질의 특성이다. 토 체질에게 가장 잘 맞으며, 상관 관계에 있는 금 체질과 화 체질에게도 이롭다.

• 호두

청나라의 이홍장이 프랑스 공사의 불면증을 호두죽 한 그릇으로 해결해 준 것이 알려져 당시 유럽 전역에 호두 열풍이 일기도 했다.

《동의보감》에 "호두는 신장을 보하고 폐를 이롭게 하며, 백발을 검게 하고 오랫동안 먹으면 수명을 연장한다"고 기록되어 있다.

호두는 단단한 껍질 속에 풍부한 영양을 품고 있는 전형적인 토 성질의 식품이다. 특히 토 체질과 잘 맞아서 몸과 마음을 안정시키고, 기력을 보강하는 데 도움을 준다.

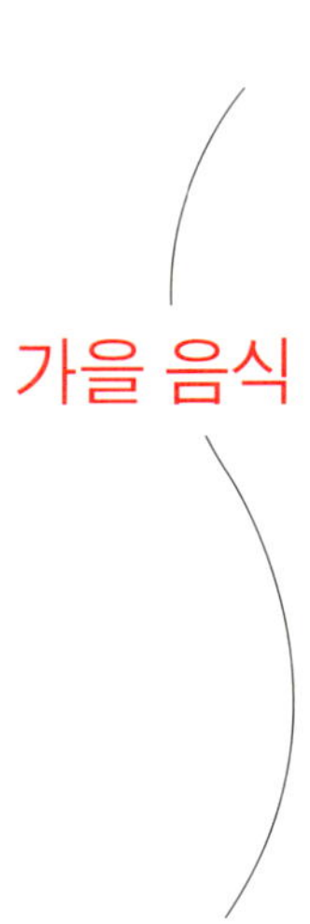

가을 음식

금 체질에 알맞은 음식은 상생 관계에 있는 토 체질과 수 체질에게도 좋다. 반면 상극 관계에 있는 화 체질이나 목 체질은 섭취하더라도 양을 조절해서 적게 먹는 것이 좋다. 이것이 계절형에서 말하는 균형이다.

• 표고버섯

표고버섯은 덜 피어서 둥근 모양일수록 가격이 높고, 활짝 핀 것은 헐하다. 하지만 건강의 관점에서 본다면 값의 높고 낮음보다 더 중요한 것이 체질과의 궁합이다.

덜 피어서 둥근(土) 표고버섯은 토 에너지 식품이고, 버섯갓이 활짝 펴서 살이 많이 퍼진(金) 표고는 금 성질로 볼 수 있다.

따라서 덜 핀 표고는 토 체질에게 가장 잘 맞으며, 반대되는 수 체질과 목 체질은 섭취에 주의해야 한다. 활짝 핀 표고는 금 성질이 강하므로, 상극 관계에 있는 목 체질과 화 체질은 주의한다. 다만 갓이

심하게 벌어져서 갈색이나 검은색 반점이 보이면 상태가 좋지 않은 것
이므로 이 점에는 유의한다.

• 알로에와 선인장

알로에와 선인장은 뜨거운 사막에서 자란다. 강렬한 햇빛과 메마른
땅에서 오랫동안 생명을 이어가면서도 서늘한 기운을 품게 된 까닭은 무
엇일까? 본래 서늘한 금의 성질을 강하게 타고났기 때문이다.

제주도 특산물로 알려진 백년초는 손바닥선인장(金)의 열매다. 식이
섬유와 점액질이 풍부해 장운동을 촉진하고 변비에 특효가 있다고 전
해진다. 변비는 대장(金)의 불균형에서 비롯된 증상으로, 백년초의 강한
금 기운이 대장을 안정시키는 데 작용한다.

• 들기름

들기름은 식물성 오일 가운데서도 오메가-3 지방산 함량이 매우 높
아서 체내 염증을 완화하고, 혈관을 깨끗하게 유지하는 데 도움을 준다.

예로부터 들기름은 음식뿐 아니라 약으로도 쓰였다. 미지근하게 데
운 들기름을 솜에 묻혀 습진이 생긴 부위에 하루 한 번, 10분가량 문지
르면 좋다는 민간요법이 전해 내려온다. 들기름이 천연 보습제 역할을
하여 피부 장벽의 회복을 돕는 것이다.

• 차조기 잎

중국의 명의 화타가 게를 먹고 복통을 일으킨 소년을 차조기 잎으
로 치료했다는 유명한 일화가 있다. 게는 화 성질의 음식이다. 화 에너

지 음식으로 탈이 났기에 상극 관계에 있는 금 기운으로 중화시킨 것이다. 나도 이와 비슷한 경험이 있는데, 영덕에서 홍게(火)를 먹은 뒤 입술이 붓고 혀가 뻣뻣해진 사람에게 사이다(金)를 마시게 했더니 이내 증상이 가라앉았다.

차조기 잎은 금 체질이나 수 체질, 토 체질이 대장(金) 계통의 장염에 걸렸을 때 도움이 된다.

응급 상황이라면 사이다 한 잔도 임시 처방으로 도움이 된다.

• 전어

'가을 전어는 깨가 서 말'이라는 속담이 있다. 전어는 금 성질을 지닌 생선으로, 금의 계절인 가을에 가장 에너지가 왕성하고, 맛도 깊다. 가을 전어를 굽는 냄새에 집 나간 며느리도 돌아온다고 할 정도로 맛과 향이 뛰어나 가을을 대표하는 음식이 되었다. 그러나 안타깝게도 금 체질과 상극 관계에 있는 화 체질과 목 체질은 섭취를 조절하는 것이 좋다.

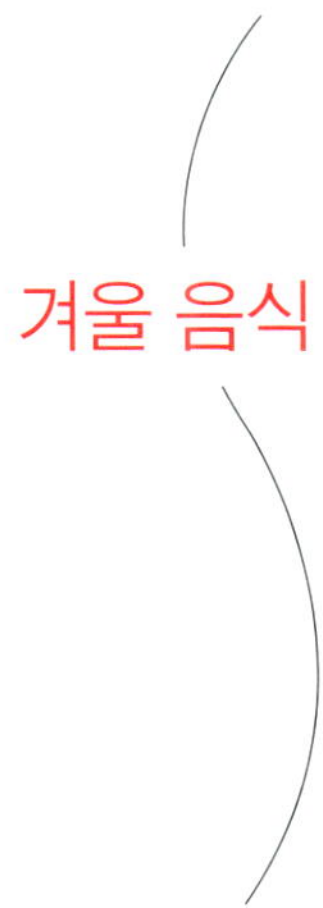

겨울 음식

수 체질에 알맞은 음식은 상생 관계에 있는 목 체질과 금 체질에게도 좋다. 반면 상극 관계에 있는 화 체질이나 토 체질은 섭취하더라도 양을 조절해서 적게 먹는 것이 좋다. 이것이 계절형에서 말하는 균형이다.

- 다시마, 미역, 김

물속에서 나는 것들도 육지의 식물이나 동물처럼 목, 화, 토, 금, 수 오행의 성질로 분류할 수 있다.

그중 수 성질을 지닌 것은 비늘이 작거나 없고, 표면이 매끈해 물의 저항을 받지 않는 부류다. 다시마, 미역, 김 같은 해초류가 이에 속하며, 바닷물과 한 몸인 소금은 그중에서도 가장 강한 수 에너지를 지녔다.

다시마나 미역과 같은 해조류가 장 건강에 좋다고 하지만, 이는 어디까지나 수 체질이나 상생 관계에 있는 목 체질, 금 체질에 해당하는 이야기다. 반대로 상극 관계인 화 체질이나 토 체질이 이런 이치를 모르고 해초류를 많이 섭취하면 수 에너지의 차가운 성질로 인해 몸이 냉해질 수 있다.

미역국은 출산 후에 가장 많이 먹는 음식이다. 아이를 낳으면 수 장부가 관장하는 생식 기능이 에너지를 많이 소모하기 때문에 수 성질의 미역국이 도움이 된다.

다만 수 체질과 상극 관계에 있는 화 체질이나 토 체질의 산모는 미역국에 소고기(土)나 새우(火)를 넣어 부분 상화를 이루는 것이 좋다.

• 오징어, 문어, 낙지

'죽어가는 소도 살린다'는 말이 있을 만큼 낙지는 예로부터 대표 보양식으로 손꼽힌다. 정약전의 《자산어보》에는 "야윈 소에게 낙지 너댓 마리를 먹이면 금세 기력을 회복한다"는 기록이 있다. 실제로 청도에서는 소싸움에 나가는 소에게 낙지를 먹이기도 한다.

황소(土)는 이름과 빛깔에서 알 수 있듯 토 기운이 강한 동물로, 상극 관계에 있는 목과 수 기운은 상대적으로 약하다. 그래서 기력이 떨어진 소에게 수 에너지 식품인 낙지나 피문어를 먹여 기운을 보충한 것이다.

오징어, 문어, 낙지 등은 위기 상황이 닥치면 검은 먹물(水)을 뿜어내는 습성이 있다. 이 먹물이 항암·항균 효과가 있다고 알려져 있으며, 치질이나 생리불순 치료에도 도움이 된다. 또 오징어 뼈는 뼈 건강에 효용이 있다는 민간요법이 전해진다. 오징어 뼈의 주성분인 탄산칼슘이 뼈의 주성분이기 때문에 골절 회복기에 뼈 재생에 도움을 주는 것이다. 오행적 관점으로 보면 신체의 뼈를 주관하는 것은 수 기운이므로, '수水 중의 수水'라 하는 오징어 뼈가 골절에 도움을 주는 것은 자연스러운 이치다.

그러나 이러한 효능은 수 체질과 목 체질, 금 체질에 해당한다. 화 체질이나 토 체질이 오징어나 문어, 낙지를 많이 섭취하면 좋을 것이 없다.

• 오가피

가시오가피와 일반 오가피 중 어느 것이 더 좋을까?

가시의 유무에 따라 성질이 약간 다를 뿐이다. 가시는 금의 기운에 속하므로, 가시오가피는 수 에너지에 금 성질이 더해진 것이고, 일반 오가피는 더 순수한 수 기운을 지닌다.

따라서 일반 오가피는 수 체질이나 목 체질, 금 체질에 좋으며, 가시오가피는 수 체질과 금 체질에 특히 유익하다. 어느 쪽이든 화 체질이나 토 체질이 섭취할 때는 양을 조절해야 한다.

• 우엉

우엉은 식이섬유가 풍부해서 대장 운동을 활발하게 돕는다. 채 썬 우엉을 말린 뒤 기름 없이 덖어 뜨거운 물에 우려 마시면 만성 변비 완화에 도움이 된다.

우엉은 수 에너지의 식품으로, 수 체질에게 가장 잘 맞는다. 다음으로 목 체질과 금 체질에도 좋다. 반면 화 체질이나 토 체질은 상극 관계에 있으므로 섭취를 줄이거나 주의해야 한다.

• 칼슘

골다공증 예방에 좋다고 해서 체질과 상관없이 칼슘(水)을 많이 섭취하지만, 칼슘은 수 체질에 가장 잘 맞고, 목 체질과 금 체질에도 좋다.

신체의 뼈(水)를 주관하는 것은 수 기운이다. 따라서 칼슘을 섭취하는 것은 상극 관계인 비장과 위장(土)에 부담을 줄 수 있다. '칼슘을 먹으면 속이 더부룩하다'는 말이 나오는 것은 이런 이유이다. 화 체질이나 토 체질은 특히 섭취량에 주의해야 한다.

섭취 시간은 신체 기운이 아래로 내려가는 오후 6시 무렵이 가장 좋다. 이때 흡수율이 높다.

좋은 음식이라 해도 체질에 맞지 않으면 독이 된다. 건강은 '많이 먹는 것'이 아니라, '나에게 맞는 것을 알맞게 먹는 것'에서 비롯된다.

사람은 무엇을 먹어야 하나?

동양에서는 예로부터 음식을 먹는 것을 단순히 배를 채우는 차원을 넘어서 병을 다스리는 식치食治로까지 해석하였다. 이를 이르는 동양의학의 주요 개념이 약식동원藥食同源이라는 것으로, 약과 음식의 근원은 같다고 할 만큼 음식의 중요성을 강조했다.

채식은 이와 같은 식치의 핵심이다. 한의학 고전에서는 자고로 기름지고 혀를 자극하는 고량후미膏粱厚味를 삼가고, 담담한 맛淡味을 권한다. 담담한 맛의 주를 이루는 것이 바로 채소와 곡식이다. 이것들은 오장육부에 부담을 주지 않고 기혈의 순환을 원활하게 하기 때문이다. 특히 식물성 식품은 따뜻함, 차가움, 밋밋함 등 고유의 성질과 여러 맛을 가지고 있어서 이들이 특정 장부에 작용하여 인체의 불균형을 조절하는 데 매우 유용하다,

그렇다면 식물 가운데 어떤 것이 사람 몸에 이로울까?

사람도 순하고 모나지 않은 이가 두루두루 잘 지내듯이 식물 또한

마찬가지다. 식물 중에서도 성질이 순한 것이 곡식과 과일이다.

농작물은 주인의 발자국 소리를 듣고 자란다는 말이 있다. 농작물에는 성실한 농부의 정성이 가득 담겨 있다. 행여 비바람에 꺾이고 파일세라, 냉해에 다치고 가뭄에 마를세라, 거두는 날까지 어린아이 다루듯 온 마음을 다한다. 그렇게 사랑받고 자라니 성질이 부드럽고 순할 수밖에 없다.

반면에 약초는 깊은 산 속, 사람의 손길 발길이 닿지 않는 곳에서 수십, 수백 년을 저 홀로 자란다. 거름을 주는 이도, 물을 주는 이도 없다. 자생하는 동안 영양분을 최대한 응축시키기에 죽어가는 사람을 되살린다 할 정도로 약효가 뛰어나지만, 반면 체질적으로 맞지 않는 이에게 잘못 썼을 경우에 독성 또한 치명적일 수 있다. 당연히 채취하는 과정에서 생명이 끊기므로 탁기도 강하게 남는다. 그런 까닭에 한의학에서는 약초의 독성을 중화하기 위해 법제法製 과정을 거치는 것이다.

곡물과 과일의 효능

곡물과 과일의 성질이 순한 이유가 또 있다. 배추나 무, 상추, 파와 같은 채소를 채취하기 위해서는 밭에서 뽑거나 몸통을 잘라야 한다. 그 때문에 약하긴 해도 탁기가 남을 수밖에 없다. 하지만 곡식이나 과일은 여물고 난 후에 스스로 제 몸을 내어 주는 것이기에 저항이 거의 없다. 사람이 거두지 않으면 절로 땅에 떨어져 버린다. 사람들이 병문안을 갈 때 죽이나 과일, 주스를 가지고 가는 데는 단순한 편의성뿐만 아니라 이와 같은 이치가 담겨 있다.

그렇다면 곡물과 과일이 가지고 있는 효능을 명확히 알아보자. 쉽게

172

설명해 곡물은 사람의 생명에 직접적인 영향을 주고, 과일은 활기를 불어넣는다. 다시 말해 죽어가는 사람을 살리는데 자신의 몸에 맞는 죽이 좋고, 위기를 넘기고 나면 성질이 맞는 과일로 생기를 북돋운다.

곡식은 땅의 기운을 근간으로 자란다. 그렇기에 죽어 땅으로 돌아가는 사람의 육신을 살리는 것은 곡물이 가진 근기다. '오래 앓던 사람이 밥맛이 돌면 산다'고 했던 말에는 이런 뜻이 담겨 있다.

과일은 태양 빛에 직접적인 영향을 많이 받고 자라므로 사람의 기분을 밝게 하고 피로한 몸에 활력을 불어넣는다. 과일에 풍부한 비타민 C는 피로 회복을 돕는다.

그러므로 몸이 아파 기력이 떨어졌다면 우선 몸에 맞는 죽을 끓여 꾸준히 먹어 근기를 채우고, 그 후엔 과일이나 주스로 부족한 활기를 보완하는 것이 바람직하다.

흔히 종류가 많은 것을 '골고루'라고 표현하지만, 종류가 아무리 많아도 성질이 치우친다면 이는 결국 풍성한 편식에 지나지 않는다. 진정한 '골고루'는 에너지, 즉 기운의 균형이 잘 갖춰진 음식을 말한다. 건강에 좋다 해서 흔히 찾아 먹는 잣죽(金)이나 전복죽(木), 호박죽(土) 등은 성질이 한쪽으로 치우쳐 있어서 기력이 많이 떨어진 사람이라면 오히려 조심해야 한다.

곡물은 음·과채는 양

질병에 걸리거나 컨디션이 좋지 않을 때 먼저 곤란을 겪는 것이 배변이다. 우리 몸의 탁한 기운은 대변이나 소변의 형태로 배출된다. 그러나 탁기의 배출이 원활하지 못하면 질병이 생기기 쉽고, 역으로 건강 상태가 조화롭지 못하면 신진대사에 이상이 생기기도 한다. 결국 질병과 배변 활동은 매우 깊은 관련이 있다.

위에서 아래로 향하는 방향을 하늘 방향, 또는 순방향이라 하여 몸 안의 탁기가 대변이나 소변의 형태로 배출되는 것이 순리이다. 그러나 때로 위급한 상황이 닥치면 인체는 방향에 상관없이 가장 빠른 방법으로 독소를 몰아낸다.

예를 들어 심장이나 뇌에 이상이 생겼거나 급체하면 이를 응급 상황으로 인식해서 구토로 재빨리 탁기를 배출한다. 아래에서 위로 향하는 것은 역방향이기에 대수롭지 않은 듯 보일지라도 건강에 주의하라는 중요한 신호다. 그러니 살을 빼기 위해 음식을 먹고 일부러 토하는 등의 행위는 매우 위험한 행동이다.

곡물은 땅의 기운을 근간으로 하는 음의 식물이고, 과채는 하늘 에너지인 태양 빛에 큰 영향을 받고 자라는 양의 식물이다. 이들이 체내에 들어가 대사에 관여하는 이치를 음과 양의 기운으로 풀어 보면, 음의 기운은 응축하는 에너지이기에 형태가 있는 것, 즉 대변에 영향을 미친다. 양의 기운은 확산하는 에너지이기에 가벼운 소변에 영향을 미친다. 이런 이치를 알면 변비에는 체질에 맞는 곡물 죽을, 오줌 소태나 소변에 문제가 있을 땐 몸에 맞는 과일과 채소를 챙겨 먹을 수 있다.

대부분의 과일과 채소는 일년생이기에 수십, 수백 년의 기운이 응축된 약초처럼 성질이 강하지 않다. 익으면 저절로 떨어지는 과일이나 토마토, 가지, 오이와 같은 열매채소에 비해 양파, 마늘, 시금치, 배추, 미나리, 당근, 감자, 고구마처럼 뿌리를 캐거나 줄기를 자르는 채소는 저항이 좀 더하지만, 탁기가 그리 많지는 않다. 그런 까닭에 병이 아주 위중한 상태를 제외하고는 뿌리식물이든 줄기식물이든 가리지 말고 체질에 맞는 과채를 고루 먹는 것이 좋다.

생명을 살리는 오행 죽과 오행 차

어린아이가 있거나 노부모를 모시는 집에선 예상치 못했던 돌발 상황이 벌어질 때가 있다. 갑작스럽게 열이 오르거나 구토와 설사 등을 하면 어찌해야 할지 몰라 당황한다. 이때 계절형에 맞는 곡물로 만든 오행 죽과 오행 차가 긴급하게 도움이 될 수 있다.

체질에 맞는 오행 죽과 오행 차는 재료와 만드는 방법이 매우 평범하고 단순하지만 기력이 몹시 쇠한 사람을 구해 준다. 또한 건강한 사람이 꾸준히 먹으면 생명력이 증가하고 신체를 강건하고 조화롭게 만들 수 있다.

오행 죽 만드는 방법은 자신의 체질에 맞는 곡물을 3:1:1의 비율로 섞어 깨끗이 씻은 다음 물을 넉넉히 붓고 푹 물러질 때까지 약한 불에서 오래 끓인다. 아주 무른 것이 좋으면 압력솥을 이용해도 되고, 딱딱한 콩 종류를 먼저 익히다가 곡물과 섞어도 된다.

이것을 블렌더에 갈아서 수프처럼 만들면 더 먹기 수월하다. 죽으로 먹을 때는 소금을 약간 넣어서 먹는 것이 좋다. 횟수는 특별히 관계없으니 식사 대용으로 먹어도 되고, 식사 중간에 먹어도 된다. 국산이냐 수입산이냐가 중요한 것이 아니므로, 상황에 맞게 구하되 다만 깨끗이 씻는 데에 주의한다.

오행 차 역시 각 체질에 해당하는 곡물을 3:1:1의 비율로 섞어 깨끗이 씻은 다음 보리차처럼 끓이면 된다. 그렇게 만든 차를 물 대신 수시로 뜨겁게 혹은 시원하게 해서 마신다.

내 체질에 맞는 오행 죽과 오행 차

- 봄(木) 체질

보리 3, 쥐눈이콩 1, 수수 1

- 여름(火) 체질

수수 3, 보리 1, 노란 좁쌀 1

- 늦여름(土) 체질

노란 좁쌀 3, 수수 1, 현미 또는 율무 1

- 가을(金) 체질

현미 또는 율무 3, 노란 좁쌀 1, 쥐눈이콩 1

- 겨울(水) 체질

쥐눈이콩 3, 보리 1, 현미 또는 율무 1

녹즙과 주스

우리가 흔히 마시는 녹즙과 주스는 조리하지 않은 채소와 과일의 영양분을 효과적으로 섭취할 수 있다는 공통점이 있지만, 섬유질 유무에서 차이가 있다. 녹즙은 채소의 잎이나 줄기, 뿌리를 압착해 즙을 내는 과정에서 대부분의 섬유질(불용성 섬유질)이 제거된다. 반면에 주스는 과일과 채소를 통째 갈아 만들어서 원재료의 섬유질이 그대로 남는다. 하지만 단순히 섬유질의 유무로 녹즙과 주스 중 어느쪽이 더 좋은지 따지는 것은 큰 의미가 없다. 그보다는 어떤 종류의 채소와 과일이 들어가고, 과일과 채소의 어느 부분을 사용하는가 하는 것이 건강에 더 큰 영향을 미친다. 그러나 이것을 아는 사람은 그리 많지 않다.

직접 만들어 먹든, 아니면 사 먹든 대부분의 녹즙이나 주스는 잎이나 열매와 같이 과채의 어느 한 부분으로 만든다. 하지만 식물은 부위별로 각기 다른 작용을 한다.

잎과 열매, 껍질, 뿌리, 줄기의 영양분은 각기 역할이 다르다. 대체로 잎이나 열매의 영양소는 자외선의 공격을 막는 양산 역할을 하고, 뿌리와 줄기의 영양소는 각종 미생물로부터 감염을 막는 외투 역할을 한다.

그런 까닭에 식물의 일부분만을 먹는 것은 외투 한 벌, 또는 양산 하나로만 계절을 버티는 것과 같다. 여름 뙤약볕을 외투로 가리거나 겨울 찬바람을 양산으로 막는 것은 어리석은 일이다. 식물이 가진 생명력은 건강 유지나 질병 치유에 큰 도움이 되지만, 자신의 체질에 맞는 재료가 부위별로 고루 들어가야 하고 그 비율 또한 균형을 이루어야만 비로소 완전한 작용을 한다. 특히 녹즙이나 주스는 건강과 미용을 위해 장기간 마시는 경우가 많아서 더욱 체질에 맞는 재료를 잘 골라야 한다. 건강을 위해 열심히 마셨건만 이로 인해 오히려 조화를 깨뜨리는 경우가 비일비재하다.

실제로 안타깝게도 시판되는 녹즙이나 주스를 살펴보면 봄(木)과 여름(火) 성질의 재료가 대부분이다. 예를 들어 시금치와 셀러리, 당근, 파슬리 등으로 만든 녹즙은 매우 인기가 많다. 그러나 당근과 셀러리, 파슬리는 여름(火) 성질, 시금치는 봄(木) 성질을 가졌다. 이것을 반대 기운인 가을(金) 체질 사람이 먹는다면 득보다는 실이 더 많다.

다시 말해 먹는 사람의 몸이 아닌, 증상에 맞춘 음식으로는 결코 조화로운 건강을 기대할 수 없다. 질병에 따라 재료를 정하는 것이 아니라, 각자가 가진 기운에 따라 식품을 선택해야 한다는 사실을 반드시 기억하자.

몸을 활기로 채우는 계절형 과채 주스

오래전 일본에서 시작된 '기적의 야채 수프' 열풍이 우리나라까지 들어와서 한동안 뜨거웠던 적이 있다. 무, 무청 시래기, 말린 표고버섯, 당근, 우엉처럼 흔한 재료이지만 수프의 효능은 실로 놀라웠다. 다만 수프의 재료 구성이 과하게 치우쳐 있지 않아서 큰 부작용은 없으나 성질의 조합으로 보았을 때는 완전한 균형을 이루지 못한다. 이를 보완해서 만들기 쉽고, 보다 온전한 상태로 영양분을 흡수할 수 있는 체질별 과채 주스를 소개한다.

공통으로 들어가는 재료는 물과 소금이다. 체질에 맞는 과일과 채소를 동량으로 준비한다. 가능한 한 깨끗이 씻어 껍질째 섭취하는 편이 좋다. 자신의 체질에 해당하는 과채를 3, 양옆으로 상생 관계에 있는 과채를 각각 1로 해서 3:1:1의 비율로 섞는데, 반대되는 기운의 과채를 넣어야 할 때는 그 비율을 0.3 이하로 하는 것이 좋다.

소금은 짜지 않게, 이온 음료의 농도와 비슷하게 맞춘다. 재료와 함께 넣어서 갈아도 되고, 마실 때 농도를 맞추어도 좋다.

찬 계절에는 주스의 온도를 조금 따뜻하게 해서 마신다. 이때는 깨끗이 씻어 손질한 과채를 끓는 물에 넣어 1분 정도 데친 후, 적당히 식었을 때 함께 갈아 준다.

과채 주스와 오행 죽을 함께 섭취하는 것이 가장 이상적인데, 이는 과채가 가진 양의 기운(방출)과, 곡물이 가진 음의 기운(흡수)이 한 쌍으로 작용함으로써 치유 효과가 극대화되기 때문이다. 만약 두 가지를 함께 먹을 때 속에 가스가 차거나 더부룩하다면 과채 주스를 먼저 마시고 약 20분 정도 시간차를 두고 오행 죽을 섭취한다.

내 체질에 맞는 채소와 과일

• 봄(木) 체질

채소 : 배추, 미나리, 부추

과일 : 귤, 사과, 포도, 블루베리, 오렌지, 키위, 패션프루트

• 여름(火) 체질

채소 : 토마토, 브로콜리, 피망

과일 : 딸기, 자두, 석류, 파인애플, 라임, 자몽, 복분자

• 늦여름(土) 체질

채소 : 파프리카, 양배추, 청둥호박(늙은 호박), 단호박

과일 : 바나나, 멜론, 망고, 단감, 참외, 파인애플

• 가을(金) 체질

채소 : 오이, 알로에, 비트, 무

과일 : 배, 복숭아, 살구

- 겨울(水) 체질

채소 : 가지, 우엉

과일 : 수박, 오디

질병을 다스리는 체질 음식

민간에서 흔히 알고 있는 효과적이라는 음식을 살펴보면 같은 증상에도 매우 다양하다. 하지만 증상에 따른 음식의 종류만 있을 뿐 체질에 따라 무엇을 어떻게 섭취해야 하는지에 대한 정확한 이치는 잘 알려진 바 없다. 음식은 각기 고유한 오행의 특성을 지니고 있으므로 자신에게 맞는 음식을 섭취하면 몸의 균형이 바로잡히고 기운의 흐름 또한 안정될 것이다.

불면증

- 대추씨

붉은 대추는 오행에서 보면 화의 성질이지만, 대추씨는 목의 성질이다. 목 체질에 가장 잘 맞으며, 수 체질과 화 체질에게도 좋다. 반면 금 체질과 토 체질은 피해야 한다.

예로부터 한방에서 대추씨는 마음을 안정시키고 숙면을 돕는 약재로 사용하고 있다. 대추씨를 노릇하게 볶은 뒤 분말로 만들어 하루 2~3g 정도 복용하면 신경이 예민하거나 잠을 잘 자지 못하는 사람에게 도움이 될 수 있다. 분말 대신 볶은 씨를 하루 세 번, 한 번에 열 개 정도 씹어 먹는 방법도 있다.

반대로 생대추씨는 각성 효과가 있다고 알려져 있다. 잠이 너무 많아서 줄이고 싶을 때는 생대추씨를 가루 내서 하루 한 번, 한 스푼씩 섭취한다.

• 셀러리즙

셀러리(火)를 갈아 꿀(火)을 섞어 뜨거운(火) 물을 부어 마신다. 화 체질에 가장 좋고 토와 목 체질에도 잘 맞지만, 수와 금 체질은 피한다.

• 호두 페이스트

호두(土)는 예로부터 장수와 보신補身을 상징하는 약재이자 식품으로 여겨졌다. 몸에 활기가 없거나 피로를 느낄 때 기운을 북돋아 준다.

호두는 토의 성질이므로, 토 체질에 가장 좋고, 화 체질과 금 체질에 좋으며, 수 체질과 목 체질은 삼간다. 불면증인 사람은 호두에 검은깨(水), 뽕잎(土)을 찧어서 페이스트를 만들어 먹으면 한층 효과가 있다.

• 생양파

금 체질에 가장 잘 맞고, 토 체질과 수 체질에도 도움이 된다. 반면 목 체질과 화 체질은 극히 피해야 한다.

양파에는 신경을 안정시키고 숙면을 돕는 유화아릴과 퀘르세틴 성분이 있다. 다만 퀘르세틴 성분은 수용성이기 때문에 불면증 완화를 위한 목적이라면 물에 오래 담가 두지 않는 것이 좋다.

• 마늘주

마늘(金)은 금 체질에 가장 잘 맞고, 토 체질과 수 체질에도 도움이 된다. 반면 목 체질과 화 체질은 섭취를 조절한다.

마늘은 혈액의 흐름을 원활하게 하고, 몸을 따뜻하게 해서 숙면을 돕는다. 또한 불면의 원인이 되는 심한 피로를 풀어 주는 효능이 있다. 소주(金)에 마늘을 담가 만든 마늘주는 금의 기운이 한층 강화된 식품으로, 냉한 체질이나 기혈 순환이 더딘 사람에게 효과적이다.

• 라벤더, 우엉차

수 체질에 가장 좋고, 금 체질과 목 체질에 좋으며, 화 체질과 토 체질은 피하는 것이 좋다.

만성 변비

• 고구마

고구마를 자르면 하얀색의 끈적한 점성의 액이 흘러나온다. 이것은 얄라핀이라는 성분으로 장을 청소하는 기능이 있어서 배변 활동을 촉진한다. 또한 식이섬유가 풍부해서 장의 움직임을 활발하게 한다.

고구마는 성질이 따뜻하고 단맛이 있다. 오행에서 보면 화의 성질이다. 고구마를 불에 구우면 화의 성질이 더 강화되므로 화 체질, 목 체질, 토 체질에는 도움이 되지만, 금 체질과 수 체질은 양을 조절하는 것이 좋다.

물에 찐다면 토 성질을 강화하는 방법이므로 토 체질에 도움이 된다. 만약 집안 식구들의 체질이 제각각이라면 고구마와 다시마(水)를 함께 물(水)에 넣어 삶아 먹는 것이 가장 무난하다. 본래 고구마의 성질인 화 기운이 수 기운과 부분 상화를 이룬다.

- 우엉

우엉은 식이섬유가 풍부해서 장 운동을 촉진한다. 우엉은 뿌리가 땅속으로 길게 파고드는 성질이 있으나 인삼처럼 잔뿌리를 만들지 않는다. 또 만지다 보면 검은색 물이 손바닥에 묻어난다. 이는 우엉이 오행에서 수 성질을 지니고 있기 때문이다. 그러므로 수 체질에 가장 좋고, 그 다음으로 목 체질과 금 체질에 좋다. 반면 화 체질과 토 체질은 섭취하는 양을 조절한다.

- 사과

변비에 효과가 있는 식품으로 가장 널리 알려진 것이 슈퍼 푸드 사과이다. 사과가 장에 좋은 가장 큰 이유는 풍부한 식이섬유와 그중에서도 핵심 성분인 펙틴 때문이다. 사과의 식이섬유는 변비와 설사 모두에 작용하는 양방향의 정장 작용을 한다는 특징이 있다.

오행에서 보면 사과는 목의 성질을 지녔다. 목 체질에 가장 좋고, 다음으로 화 체질에 좋다. 다만 토 체질이나 금 체질인 경우에는 양을 조절하는 것이 좋다.

- 바나나

바나나는 식이섬유가 풍부하고, 프로바이오틱스 성분이 있어서 장 환경을 좋게 만들어 준다. 또한 수분이 많아서 변이 딱딱해지는 것을 막는 역할도 한다. 오행에서 보면 토의 성질을 지녔다. 토 체질에 가장 좋고, 화 체질과 금 체질에 좋으며, 목 체질이나 수 체질은 양에 주의해야 한다.

- 검정깨

건강한 불포화 지방산을 많이 함유하고 있어서 장을 부드럽게 윤활유처럼 만들어 준다. 한의학에서는 특히 건조성 변비에 탁월한 효과가 있다고 본다. 오행에서 보면 수 성질을 지녔다. 수 체질에 가장 좋고. 목 체질과 금 체질에 좋다. 반면 화 체질이나 토 체질은 양에 주의한다.

부종

- 팥

부종을 완화하는 식품으로 일반적으로 널리 알려진 식품이 팥이다. 팥에는 칼륨이 다량 함유되어 있고, 더불어 사포닌 성분까지 풍부해서 이뇨 작용과 노폐물 제거 효과가 매우 뛰어나다.

팥은 오행에서 보면 화의 기운, 즉 열 기운을 가득 담고 있다. 팥과 검은색의 쥐눈이콩(水)을 물에 씻어 말려 보면 팥이 쥐눈이콩보다 몇 배나 빨리 마르는 것을 볼 수 있다. 팥의 성질은 열이 많기에 물기를 빨리 말리는 것이고, 크기가 3분의 1도 되지 않는 쥐눈이콩은 수 기운이 많아 말리는데 시간이 오래 걸리는 것이다.

화 체질에 가장 좋고, 목 체질과 토 체질에 좋다. 반면 금 체질이나 수 체질은 주의해야 한다.

- 대추차

오행에서 보면 화의 성질을 지녔다. 대추차는 대추만 쓰는 경우가 있고, 설탕이나 꿀을 넣는 경우가 있다. 이때는 성질이 바뀔 수 있다. 대추차(火)에 꿀(火·土)을 넣어 마시면 화 체질에 가장 좋고, 목 체질과 토 체질에 좋다. 금 체질과 수 체질은 주의해야 한다.

대추차(火)에 설탕(土)을 넣어 마시면 화 체질과 토 체질에 좋으며, 수 체질과 금 체질은 주의해야 한다.

- 검은콩

부종의 일반적인 원인 중 하나는 체내에 과도하게 나트륨이 축적되는 것이다. 검은콩은 칼륨이 풍부해서 이뇨 작용을 촉진하여 체내에 쌓인 나트륨을 배출한다. 또한 레시틴 성분이 혈액 순환을 원활하게 하도록 도와서 이 역시 노폐물이 정체되지 않도록 이중으로 돕는다. 검은콩은 오행에서 수의 성질을 지녔다. 수 체질에 가장 좋고 목 체질과 금 체질에 좋으며, 반면 화 체질과 토 체질은 주의해야 한다.

당뇨

- 대두

대두는 당뇨 관리에 매우 효과적인 식품으로 권장하는 대표적인 슈퍼 푸드이다. 콩류가 당뇨에 이롭지만, 특히 대두는 혈당 지수가 매우 낮아서 혈당 스파이크를 억제한다. 또한 단백질이 풍부해 포만감을 오래 유지시켜 주는 장점도 크다. 대두는 오행에서 토의 성질을 지녔다. 토 체질에 가장 좋고, 화 체질과 금 체질에 좋다. 다만 수 체질과 목 체질은 양에 주의해야 한다.

• 두릅나물

놀랍게도 두릅나물에는 인삼의 주요 성분으로 손꼽히는 사포닌이 풍부하게 함유되어 있다. 이로 인해 당의 흡수를 조절해서 식후 혈당이 급격히 오르지 않도록 조절하고, 인슐린 분비를 촉진한다는 연구가 있다. 오행에서 보면 화의 성질을 지녔다. 화 체질에 가장 좋고, 토 체질과 목 체질에 좋다. 반면 금 체질과 수 체질은 주의해야 한다.

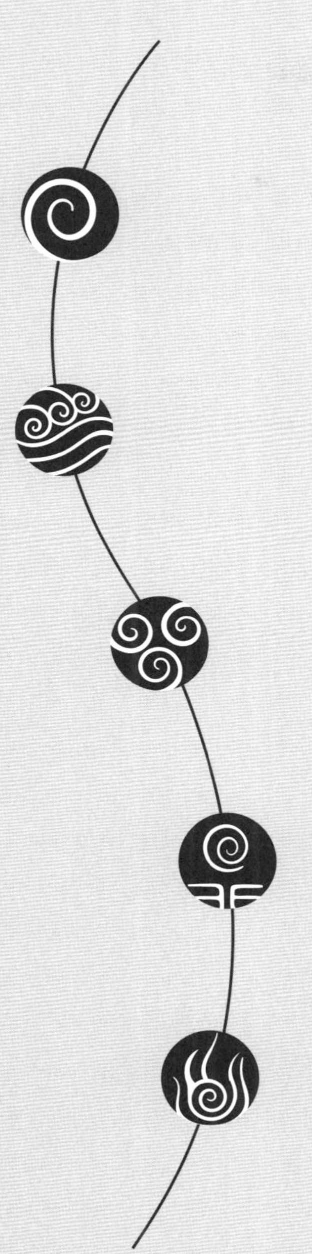

5

오행 체질 더 깊이 이해하기

일상과 밀접한 오행 체질

우리가 어떤 일을 '수월하다' 혹은 '어렵다'고 표현하는 것은 단순히 능력만의 문제가 아니다. 그보다 대부분의 경우 그 일과 일하는 사람이 적절한 시기나 위치에 있는가와 관련이 깊다. 어떤 활동이든지 일을 하는데 맞는 때와 장소가 있다. 반면에 이상하게도 같은 사람이 똑같은 일을 하는데도 맞지 않는 시기와 장소가 있다.

허공에는 일 년 다섯 계절을 따라 움직이는 큰 힘의 변화와 하루 다섯 번의 작은 힘의 변화가 있다. 땅에도 특정한 힘의 선이 있어서 그곳으로 다양한 힘이 흐른다.

하는 일이 이러한 자연의 흐름과 조화를 이룰 때는 일이 수월하지만, 그 반대라면 아무리 애써도 해내기가 어렵다.

건강 역시 같다. 다양한 에너지의 흐름을 잘 파악해서 필요한 에너지는 채워 넣고, 과한 에너지는 피하거나 덜어내야 한다.

이 기본 이치는 일, 인간관계, 운명 등 삶의 모든 영역에서 두루 적용된다.

일상에 적용된 오행을 해석한다

우리 선조들은 집터를 잡을 때나 절을 지을 때, 또는 도자기 가마를 지을 때도 항상 땅의 기운을 살폈다.

예전에는 집마다 한두 마리씩 집을 지키는 능구렁이가 함께 살았다. 그러다 능구렁이가 어느 날 갑자기 사라지면 어른들은 '집의 운이 다 되었다'는 말을 하셨다. 집을 지키던 능구렁이가 떠난다는 것을 곧 그 집의 명운이 기울었다는 신호로 여겼던 것이다.

이를 자연의 이치로 보면 이렇게 해석할 수 있다. 뱀은 몸이 차기 때문에 땅의 온기와 기운에 매우 민감하다. 그래서 늦가을이 되면 차가운 기운을 견디지 못해 동면에 들어간다. 능구렁이가 머물러 산다는 것은 그 집터의 기운이 따뜻하고 안정되어 있다는 뜻이다.

하지만 어떠한 연유로 집터의 기운이 차가워지면 능구렁이는 어디론가 떠난다.

집터의 기운이 식었다는 것은 그 땅의 에너지가 바뀌었거나, 집안사람들이 마음의 균형을 잃고 교만해졌거나, 혹은 탁한 기운이 쌓였다는 신호다. 결국 땅의 차가운 기운은 능구렁이뿐 아니라 사람의 건강과 판단력에도 부정적인 영향을 끼치므로 능구렁이가 떠나면 집이 쇠한다는 말이 전해지는 것이다.

이와 비슷한 예로 집의 장맛이 바뀌면 병고나 우환이 생긴다는 말도 있다.

사람은 36.5℃ 전후로 체온을 유지하는 온혈동물이다. 사람의 기는 대부분 손가락 부위를 통해 가장 많이 방출된다. 손으로 무친 나물과 젓가락으로 무친 나물의 맛이 다르다는 것은 누구나 잘 안다. 이를 일컬어 '손맛'이라고 한다. 사람의 기운이 음식에 담기면 맛이 확연히 달라진다.

그러므로 집의 장맛이 변했다는 것은 단순히 재료나 방법이 아니라, 그 장을 담근 사람의 기운에 변화가 있다는 신호라고 할 수 있다. 기력이 갑자기 쇠퇴했다는 의미이며 이로써 결국 건강에 변화가 생길 수 있다는 것이다.

오행의 지혜가 담긴 요리 비법

칼국수 국물에 불에 달군 칼을 넣는 유명 음식점

어느 유명한 칼국숫집에서는 음식을 내기 전, 불에 달군 칼을 국물에 순간적으로 담갔다가 빼는 모습을 볼 수 있었다. 칼(金)을 불(火)에 달구면 금의 기운과 화의 기운이 부분 상화 작용을 일으켜서 맛이 한결 부드럽고 시원해진다.

돼지고기를 삶을 때 맥주

돼지고기(金)를 삶을 때 맥주(木)를 함께 넣으면 알코올과 홉의 향이 누린내와 기름기를 빼 주어 한결 담백해진다. 오행으로 보면 상극 관계인 금과 목의 기운이 부분 상화를 이루기 때문이다. 부분 상화가 되면 계절형이 제각각인 사람들이 함께 먹을 때도 체질에 관계없이 두루 섭취할 수 있다.

질긴 소고기는 키위

질긴 소고기(土)를 잴 때 키위(木)를 넣으면 한결 부드러워진다. 이는 상극 관계에 있는 토 성질의 소고기와 목 성질의 키위가 부분 상화를 이루기 때문이다. 비슷한 예로 와인(木)이나 녹차(木)에 재워 숙성시킨 삼겹살(金)도 있다.

고기에 청주와 무즙

고기(木)를 손질할 때 청주(土)를 뿌리면 특유의 잡내가 사라지고, 맛도 한결 부드러워진다. 이는 상극 관계에 있는 목 기운과 토 기운이 만나 부분 상화를 이루기 때문이다. 다만 토는 목에 눌리는 상극 관계이기에, 간혹 청주를 뿌려도 냄새가 완전히 없어지지 않을 때가 있다. 이 경우엔 무즙(金)을 함께 넣어 주면 좋다. 금이 목을 이기기 때문이다.

사과 잼에 계피 가루

사과(木) 잼을 만들 때 계피(金) 가루를 약간 넣으면 사과의 상큼한 맛이 부드러워지고, 풍미도 한결 깊어진다. 이는 목과 금이 만나 부분 상화를 이루기 때문이다.

다만 가족의 계절형이 봄(木)이나 여름(火)이라면 굳이 계피 가루를 넣지 않아도 된다.

새우에 레몬

새우(火) 요리에 빠지지 않고 함께하는 것이 레몬(木)즙이나 슬라이스 레몬이다. 이 두 재료는 상생 관계에 있으므로 특정 기운을 한층 강화한다.

즉 화 기운을 지닌 새우와, 상생 관계에 있는 목 기운의 레몬이 만났으므로 봄(木) 사람이나 여름(火) 사람에게는 좋지만, 두 체질과 상극 관계에 있는 가을(金) 사람은 양에 주의해서 섭취해야 한다. 비슷한 예로 대나무(金) 삼겹살(金) 요리가 있다.

오징어를 튀기기 전에 우유

오징어(水)를 우유(金·土)에 잠시 담갔다가 튀기면 맛이 좋아진다. 금과 토의 성질을 함께 지닌 우유에 수 성질의 오징어를 담그면 상극 관계에 있는 수 기운과 토 기운이 부분 상화를 이루게 된다. 체질적으로 오징어가 잘 맞지 않는 여름(火) 체질과 늦여름(土) 체질을 위한 조리법이다. 그러나 가족의 계절형이 겨울(水)이나 봄(木)이라면 우유를 빼는 것이 더 낫다.

가지와 소금물

가지(水)를 소금물(水)에 담갔다 볶으면 맛이 한층 담백해진다. 이는 수 에너지를 강화한 조리법이므로 겨울(水) 사람에게 가장 좋고 봄(木)과 가을(金) 사람에게도 맞으며, 여름(火) 사람과 늦여름(土) 사람은 주의한다.

생강은 껍질째

생강(金)의 금 성질이 특히 강한 부분이 껍질이다. 따라서 생강을 껍질째 사용하는 것은 가을(金) 사람에게 가장 좋고, 늦여름(土)과 겨울(水)

사람에게 좋으며 여름(火)과 봄(木) 사람에게는 그리 좋지 않다.

모두에게 좋은 두부?!

두부(土·金·水)는 웰빙 식품의 대표 주자로 꼽히지만, 그 기운이 특히 잘 맞는 계절형이 따로 있다. 두부는 토 성질의 대두에 간수(水)를 넣고 굳힌(金) 음식으로, 세 가지 기운이 함께 어우러져 있다. 좋은 건강식품이기는 하지만 봄(木) 사람이나 여름(火) 사람은 과하게 섭취하지 않는 것이 좋다.

맑은 피부에 오이

오이는 금(金) 기운 식품이다. 당연히 가을(金) 사람이나 늦여름(土),

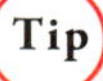

Tip

부분 상화의 요리 예

- 쑥갓(火) 데칠 때 소금(水).
- 고구마(火) 삶을 때 다시마(水).
- 감자(土) 삶을 때 소금(水).
- 식초(木) 맛이 너무 강할 때 청주(土)와 설탕(土).
- 떫은 감(火)에는 소주(金). 떫은맛은 오행의 화에 해당하는 성질이다. 감 꼭지에 금 성질의 소주를 발라 비닐에 넣어 밀폐한 다음 열흘 정도 두면 떫은맛이 없어진다.

겨울(水) 사람의 피부를 맑게 진정시키는 작용을 하지만, 봄(木) 사람과 여름(火) 사람에겐 잘 맞지 않는다.

소주에 오이

소주(金)에 오이(金)가 더해져 금 기운이 한층 강화되었으므로 가을(金) 사람이나 늦여름(土) 사람, 겨울(水) 사람에겐 맛이 부드럽게 느껴진다. 그러나 상극 관계의 계절형인 봄(木) 사람과 여름(火) 사람은 삼가는 것이 좋다.

열나고 기침할 때 배즙(金)

YES!! 가을(金) · 늦여름(土) · 겨울(水) 사람

NO!! 여름(火) · 봄(木) 사람

간 건강과 해독에 파래(木)

YES!! 봄(木) · 여름(火) · 겨울(水) 사람

NO!! 늦여름(土) · 가을(金) 사람

혈액 순환에 마늘(金)

YES!! 가을(金) · 늦여름(土) · 겨울(水) 사람

NO!! 여름(火) · 봄(木) 사람

기침 완화에 부추(木) 생즙

YES!! 봄(木) · 여름(火) · 겨울(水) 사람

NO!! 늦여름(土) · 가을(金) 사람

천식을 완화하는 배(金) · 파 흰대(金) · 도라지(金)

YES!! 가을(金) · 늦여름(土) · 겨울(水) 사람

NO!! 여름(火) · 봄(木) 사람

해열에 좋은 표고버섯(金, 土) 달인 물

활짝 핀 표고버섯은 금(金), 덜 핀 표고버섯은 토(土)의 성질이다. 다른 체질은 핀 표고와 덜 핀 표고를 가려서 먹되, 봄(木) 체질은 가장 피해야 할 음식이다.

YES!! 가을(金) · 늦여름(土) · 여름(火) · 겨울(水) 사람

NO!! 봄(木) 사람

현기증과 귀 울림에 좋은 국화차(金)

YES!! 가을(金) · 늦여름(土) · 겨울(水) 사람

NO!! 여름(火) · 봄(木) 사람

땀띠에 좋은 오이(金) 즙

YES!! 가을(金) · 늦여름(土) · 겨울(水) 사람

NO!! 여름(火) · 봄(木) 사람

류머티즘과 냉·대하에 미나리(木)

YES!! 봄(木)·여름(火)·겨울(水) 사람

NO!! 늦여름(土)·가을(金) 사람

변비에 좋은 들깨(金)

YES!! 가을(金)·늦여름(土)·겨울(水) 사람

NO!! 여름(火)·봄(木) 사람

해독 작용을 하는 시금치(木)

YES!! 봄(木)·여름(火)·겨울(水) 사람

NO!! 늦여름(土)·가을(金) 사람

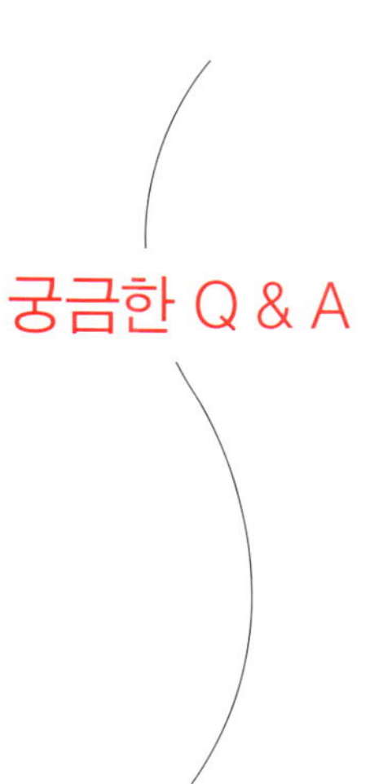

궁금한 Q & A

태양운기체질을 알기 위해서는 정확한 생년월일을 알아야 할까?

반드시 그렇지는 않다. 12월이나 1월생(수), 3월·4월생(목), 7월생(토), 9월·10월생(금)은 태어난 달만으로도 체질을 알 수 있다. 하지만 2월생, 5월생, 6월생, 8월생, 11월생처럼 계절이 바뀌는 달인 경우라면 반드시 태어난 해의 양력 생일을 알아야 한다.

상극 관계에 있는 것은 무조건 금해야 할까?

건강이 매우 좋지 않거나 병이 위중한 상태라면 어느 정도 회복될 때까지 계절형과 반대되는 것은 아예 피하는 것이 좋다.

하지만 건강에 특별한 이상이 없다면 자신의 계절형에 속하는 기운을 중심으로 보강하고, 그다음으로는 양옆의 상생 관계에 있는 기운을 더하고, 상극 관계에 있는 것은 가급적 피하거나 양을 조절하는 것이 좋다.

1월생으로 수 체질이지만 수 체질에 취약하다고 하는 신장과 방광은 나쁘지 않고 간이 약하다. 이유는?

동양의학에서는 드러나는 질병이 동일하더라도 체질에 따라 몸을 보하는 방법이 다르다. 다시 말해 선천 체질은 수 체질이지만, 후천적으로 목 체질이어서 선천과 후천을 합해 수목水木 체질에 해당한다. 본원 체질이 수 체질인 경우에는 본원 장부인 수의 장부뿐 아니라 상생 관계에 있는 금과 목의 장부도 약할 수 있다. 이런 경우에는 식이 조절뿐만 아니라 운동을 포함해 생활 전반에서 본원에 해당하는 수를 가장 많이 보강하고, 그다음으로 목, 그다음으로 금을 보강하는 것이 좋다.

또한 건강 상태에 따라 자신의 체질과 상극 관계에 있는 토 음식을 가장 주의해야 하고, 그다음으로 화 음식을 피한다. 만약 건강 상태가 매우 좋지 않을 때는 아예 자신의 체질과 반대되는 것은 피하는 것이 바람직하다.

비타민 C처럼 누구에게나 꼭 필요한 영양소라도 계절형에 맞지 않으면 금해야 하나?

일반적으로 비타민 C는 신맛(木)이 강한 목 성질의 과일인 레몬이나 귤, 오렌지 등에 풍부하다. 다만 상극 관계에 있는 가을(金) 체질의 사람이 감기에 걸렸다고 해서 이런 과일을 많이 먹는 것은 오히려 좋지 않다.

이럴 때는 귤이나 오렌지 못지않게 비타민 C가 풍부한 단감(土)이나 감잎차(土)가 효과적이다. 같은 비타민이라도 자신의 계절형에 맞는 식품으로 섭취해야 진짜 약이 된다.

예를 들어 소주(金)는 가을(金) 사람에게는 잘 맞지만, 봄(木)이나 여름(火) 사람은 되도록 피하는 것이 좋다. 그렇다고 해서 이 체질의 사람이 소주를 절대 마시면 안 된다는 뜻은 아니다. 다만 다른 체질보다 가급적 적게 양을 조절해서 마셔야 한다.

회식이나 접대처럼 어쩔 수 없는 상황이라면 함께 먹는 음식이나 디저트 등으로 에너지 균형을 맞출 수 있다. 봄이나 여름 사람이 어쩔 수 없이 소주를 마셔야 한다면 맥주(木)를 섞어 폭탄주로 성질을 중화하는 것도 한 방법이다.

안주 역시 마찬가지다. 반대되는 성질의 삼겹살(金)을 먹게 되었다면, 참기름(木)을 듬뿍 찍어 상추(火)나 쌈 배추(木)에 싸 먹고, 사이사이 커피(火)나 녹차(木)를 마셔 주는 것도 도움이 된다.

다만 이런 방법은 어디까지나 몸이 건강할 때 가능한 보완책이다. 몸이 약하거나 상태가 좋지 않다면 자신의 계절형에 맞지 않는 음식과 술은 피해야 한다.

계절형과 상극 관계에 있는 음식인데도 지금까지 아무 문제없이 잘 먹고 지냈다면 굳이 피할 필요가 있을까?

계절형에 맞지 않는 음식이라고 해서 반드시 탈이 나거나 증상이 나타나는 것은 아니다. 건강한 사람이라면 반대되는 기운의 음식을 먹었다고 해서 금세 몸이 나빠지지는 않는다.

그러나 아마도 여럿이 함께 같은 음식을 먹었는데, 이상하게 나만 탈이 났던 경험이 있을 것이다. 이처럼 평소엔 아무렇지 않게 잘 먹던 음식인데 갑자기 탈이 나는 것은 자신이 약해지는 계절이나 시간대, 장소와 같은 요인이 복합적으로 작용했을 가능성이 높다.

건강할 때는 별일 아니던 일도 몸 상태가 나쁠 때는 사소한 것에도 급격히 악영향이 올 수 있다.

수술을 하려면 더운 계절은 피하고 선선할 때 하는 것이 좋다고 하는데, 이런 일에도 계절형이 관련이 있을까?

상황에 따라 다르다. 생명을 다투는 중병이거나 급성질환이라면 당연히 시기를 미룰 수 없지만, 특별히 급하지 않은 수술이나 성형처럼 가벼운 미용 목적의 수술이라면 자신의 계절형과 반대되는 계절에 수술을 하는 편이 좋다. 자신의 계절형과 반대되는 계절에 신체 상태가 가장 양호하기 때문이다.

미용 목적의 간단한 수술이라도 몸에 인위적인 자극을 주는 일인 만큼 무리가 가고 에너지 균형을 잃기 쉽다. 그러므로 체질적으로 부담이 큰 계절은 피하는 것이 회복을 위해서도 바람직하다.

건강을 위해 알아 두면 좋은 수칙

건강의 기본, 장수의 시작 소금

인간을 비롯한 모든 생명체의 생장에는 태양이 필수 불가결한 요소다. 태양이 생명을 잉태하면 자연은 지地, 수水, 화火, 풍風, 공空 또는 목木, 화火, 토土, 금金, 수水 다섯 기운의 상호 작용을 통해 만물의 생장수장을 이룬다.

다시 말해 목 에너지의 통기, 화 에너지의 열기, 토 에너지의 습기, 금 에너지의 건기, 그리고 수 에너지의 냉기가 조화를 이루어 계절이 생기고, 그로 인한 대기의 변화로 생명이 나고, 자라며, 열매 맺고, 소멸하는 순환이 내내 이어진다. 이처럼 지구는 무한한 생명력을 품고 끊임없이 순환하는 살아 있는 유기체다.

지구가 이처럼 유기적으로 생명을 유지하는데 절대적이면서도 잘 드러나지 않는 중요한 근본 요소가 있으니, 바로 소금이다. 지구 표면의 약 71%를 차지하는 바다는 생명의 터전이며, 그 필수 성분인 소금은 생명체 탄생의 순간부터 지금까지 모든 생물에 깊은 영향력을 미쳐 왔다.

소금은 생명체의 가장 근원적인 생리 활동을 관장하며, 생명을 유지하는 핵심 요소이다. 구체적으로 소금은 세포 안팎의 삼투압 균형을 맞추고 수분을 조절해 주는데, 나트륨이 부족하면 세포 안쪽의 농도가 높아져서 생존이 불가능하다. 또한 바닷물에 녹아 있는 염류에는 나트륨뿐 아니라 칼슘, 마그네슘 등 다양한 미네랄이 함유되어 있어서 생명체에 중요한 영양소를 공급한다.

나아가 우리가 사는 지구에서 소금은 바닷물의 밀도를 높여서 해류 순환을 일으켜 열을 분배함으로써 기후를 안정적으로 유지하는 결정적인 역할을 한다.

이처럼 소금이 매우 필수적이고 중요했기 때문에 인류 역사적으로 한때는 화폐 역할을 하기도 했다. 지금까지 이어져 내려오는 봉급의 영어 어원인 샐러리Salary가 라틴어 소금(Sal)에서 유래되었다는 사실은 매우 잘 알려진 바다.

소금에 녹아 있는 자연의 섭리

빛은 섞일수록 밝아지고 색은 합칠수록 어두워지는 특성이 있다. 그래서 빨강, 초록, 파랑으로 이루어진 빛의 삼원색이 합쳐지면 투명한 백색이 되고, 땅의 삼원색인 파랑(청록), 빨강(진홍), 노랑을 섞으면 검은색이 된다.

태양 빛은 자외선(UV), 적외선(IR), 가시광선 등 다양한 성분으로 구성되어 있는데, 그중에서도 가시광선은 사람의 눈으로 감지할 수 있는 스펙트럼에 속한다. 빨강, 주황, 노랑, 초록, 파랑, 남색, 보라색으로 보이는 무지개가 이에 해당한다. 이처럼 다양한 스펙트럼의 광선이 모두 섞인 태양의 온전한 빛은 투명한 백색으로 보이지만, 물감이나 크레용은 색을 섞을수록 진해져서 결국엔 검은색이 된다.

이는 하늘의 기운은 맑고 가벼워서 모일수록 투명하지만, 땅의 기운은 모일수록 탁해지는 이치이다. 이러한 원리는 좋은 소금을 구별하는 데 매우 중요한 기준이 된다.

오행의 겨울(水) 기운에 해당하는 소금(水)은 태양이 물속에 풀어놓은 빛 에너지의 전달 물질이라고 할 수 있다. 그렇기에 같은 수 에너지 성질의 물과는 진동이 일치하므로 녹아서 하나가 되지만, 다시 입자로 드러날 때는 태양 빛이 응집된 순수한 백색의 알갱이가 된다. 오행의 겨울 성질인 소금이 겨울 에너지 색인 검은색이 아니라 백색인 이유가 바로 이것이다.

때로 환경적 요인으로 분홍색이나 녹색 혹은 붉은색이나 거무스름한 빛을 띠는 소금도 있지만, 가장 순수한 하늘 기운이 담긴 소금은 바다에서 난 그대로의 백색이다. 그렇기에 복잡한 공정을 더해 가공하거나, 특별한 방법으로 굽거나, 색이 더해진 소금은 자연이 만들어 낸 본원의 에너지를 어지럽힌 것이다. 이는 순금과 도금의 차이에 비유할 수 있다.

소금을 금 에너지 성질인 대나무 통에 넣어 입구를 한지(木)로 막고 황토(土)로 감싼 다음 불(火)에 구워 만든 죽염이나, 홍국균(土)을 첨가해서 만든 소금, 다양한 허브를 섞은 소금, 외국산 여러 빛깔의 소금 역시 마찬가지다. 이들은 본래 완전한 소금에 응집된 하늘의 기운을 훼손시킨 것이라 할 수 있다.

암염 또한 마찬가지이다. 고대에 바다였다가 지각 변동으로 인해 산

맥으로 치솟은 곳에서 광산처럼 형성된 것이 암염이기에 영어로는 '고대 바다 소금Ancient Sea Salt'이라고 한다. 똑같이 바다에서 생겨난 소금이고, 더구나 수만 년 혹은 더 오랜 시간에 걸쳐 만들어졌으니 그만큼 에너지가 강성하고 이로울 듯싶지만, 소금의 기운은 그렇게 해석하지 않는다. 쉽게 비유하자면 나무에서 갓 딴 신선한 포도송이와 건포도의 차이라고 할 수 있다. 오래전 바다였던 곳에서 생성되었다 하더라도 아주 긴 시간 동안 금 에너지 성질의 바위 결정 상태로 있었기에 순수한 수 에너지의 순도가 떨어진다.

생명의 보고인 바닷속에서 생명의 근원인 빛 에너지가 녹아 있는 것이 바로 소금의 본질이다. 그렇기에 바닷물에서 바로 채취한 소금이야말로 태양의 온광선(태양 빛을 구성하는 전체의 요소)처럼 생명 전달 물질의 구성 요소를 온전히 갖추고 있는 상태라 할 수 있다. 즉, 소금에 특별한 이름이 붙거나 특별한 형태를 가졌다 해서 그것이 더 이롭지 않다는 뜻이다.

이를 햇빛에 다시 비유해 보자면 태양은 차등을 두지 않는다. 빈부나 피부색 또는 선악의 구분 없이 만물을 공평하게 두루 비춘다. 흔히 치료 목적으로 사용하는 원적외선 등이나 특정한 파장의 광선, 또는 다양한 색을 내는 인공의 빛은 아무리 기술력이 응집되었다 해도 순수한 태양 빛을 흉내 낸 것에 불과하다. 어떠한 것도 태양 빛을 100% 대체하지 못한다.

그와 마찬가지로 바다에서 난 소금 역시 그 자체로 완전하기에 인간의 의도나 욕심이 더해질수록 오히려 본래의 완전함이 탁해질 뿐이다. 가공해 만들어진 소금은 본래의 순수한 약리작용이나 정화작용을 떨어

뜨린다는 점을 꼭 유의해 두자.

어떤 소금을 어떻게 먹어야 할까?

꽃소금이라고도 하는 재제염은 천일염을 물에 녹인 다음 다시 가열해서 만든 소금이다. 오염을 제거했다는 장점은 있으나 이 과정에서 짠맛이 줄어든 까닭에 천일염에 비해 수 에너지가 약하다.

다음으로 전기분해를 통해 바닷물에서 중금속과 불순물을 걸러 낸 다음 결정관에서 끓여서 생산하는 정제염은 '가공 소금'이라고도 하는데, 그 과정에서 불순물뿐만 아니라 미네랄까지 제거되고 순도 99%의 염화나트륨만 남기 때문에 오직 짠맛만 있다. 미네랄이 모두 사라진 죽은 물이나, 각종 오염 물질을 염소로 소독한 수돗물이 온전한 물의 기능을 다 할 수 없듯이, 바닷물을 전기분해해서 만든 가공 소금 역시 온전한 소금이 아니다. 의학계에서 말하는 소금의 위험성은 이처럼 공장에서 대량 생산한 가공 소금에 해당된다.

그러므로 우리가 선택해야 하는 소금은 다양한 무기질이 살아 있는 천일염인데, 여기에도 오염된 바다 환경이라는 중대한 문제가 있다. 그래서 많은 사람들이 이 불순물을 제거하기 위해 천일염을 사서 몇 년씩 묵혀 둔다. 이렇게 간수를 빼는 과정이 길수록 맛이 훨씬 부드러워진다고 한다. 그러나 이 과정을 거치는 동안 간수와 함께 천일염의 풍부한 미네랄 역시 빠져 버린다. 결국 간수를 뺀 천일염에는 짠맛을 내는 성분만 남게 되므로 사실상 가공 소금과 큰 차이가 없다.

소금을 올바로 섭취하기 위해서는 천일염을 사서 묵혀 둘 것이 아니라 깨끗한 물로 세척해 불순물과 오염 물질을 제거한 다음 잘 건조하는 것이 좋다. 이 간단한 방법이야말로 소금이 지닌 생명 에너지를 가장 온전하게 흡수하는 방법이다.

우선 천일염이 물에 녹지 않도록 깨끗한 물에 신속히 씻어 내는데, 더러운 물이 나오지 않을 때까지 물에 담갔다 채반에 걸러 내는 과정을 반복한다. 그런 다음 물기를 빼고 펼쳐서 7일 밤낮으로 햇빛과 바람이 잘 통하는 곳에서 말린다. 7이라는 숫자가 중요한 이유는 이것이 하늘의 성수聖數이기 때문이다. 이는 또한 인체의 에너지 센터인 일곱 차크라를 의미하는 숫자이기도 하다. 소금은 그 자체로 빛 에너지를 전달하는 생명의 물질이기에 굳이 인간의 노력을 보태야 할 필요가 없다. 깨끗이 씻은 소금을 펼쳐서 7일간 말려서 사용하는 것으로 충분히 그 본래의 에너지를 보존할 수 있다.

가장 좋은 명약, 걷기

걷기는 숨쉬기 다음으로 우리가 일상을 살아가는 데 중요한 행위다. 걷기는 심폐 기능을 높이고 혈액 순환을 촉진하여 심혈관 질환에 효과적이라 일상의 운동으로 즐기는 사람이 매우 많다. 다만 걸을 때 아침과 저녁의 걷는 법이 다르다는 사실을 알아 두면 더욱 유용하다.

우리 몸의 기는 해를 따라 움직인다. 해가 떠오르는 새벽 6시경부터 해 질 무렵까지는 심장을 기준으로 위쪽인 머리로 기운이 몰리고, 해가 지고 나서부터 다시 뜨는 새벽까지는 심장 아래 다리 쪽으로 기운이 내려간다.

그러므로 낮 동안에는 해를 따라 심장 위쪽에 있는 우리 몸의 기운을 내려 주는 것이 신체 에너지 균형을 잡는 데 좋다. 가볍게 주먹을 쥔 채 팔을 배꼽 아래에서만 흔들어서 기운이 위로 올라가는 것을 막고, 걸을 때 뒤꿈치가 먼저 땅에 닿게 해서 위쪽으로 뜬 기운이 자연스럽게 아래로 흐르게 한다.

　반대로 해가 지고 나서는 신체의 기운도 해를 따라 아래로 하강하
므로 가라앉은 기운을 올려서 신체 에너지 균형을 잡아주어야 한다. 손
가락을 펴서 손을 가슴 높이까지 힘차게 흔들고, 뒤꿈치는 땅에 가볍게
닿도록 걷는다.

운명을 바꾸는 척추 늘리기

인간의 척추는 단순히 등골뼈로 이루어진 등마루라는 형태적 의미뿐만 아니라, 몸의 중심축이자 생명을 유지하는 핵심 기관들을 보호하고 조정하는 역할을 하는 구조물이다. 상체의 모든 무게를 지탱하고 아래로는 골반과 연결하여 균형과 자세를 유지한다.

흔히 척추를 우리 몸의 기둥이자 컨트롤 타워라고 부르는 것은 이런 이유이다. 따라서 바른 자세와 꾸준한 운동을 통해 척추 건강을 지키는 것이 곧 전신 건강을 지키는 핵심이다.

우리가 아기 때 목을 가누지 못하다가 뒤집기를 배우면서는 점차 힘이 생긴다. 아이들은 무더운 여름 한낮에 팥죽같은 땀을 쏟으며 쉬지 않고 몸을 움직여도 금세 회복한다. 물레방아가 돌듯 지치지 않는 아이들의 놀라운 회복력의 비결은 바로 에너지 순환에 있다. 아래에서 위로, 위에서 아래로 에너지가 막힘없이 소통하면 생기가 넘친다.

하지만 점차 세월이 지나면서 척추의 에너지 통로가 좁아지고, 흐름이 더디며 위로 향하던 기운이 약해진다. 생기와 탄력으로 빛나던 피부는 쪼그라들고, 눈동자는 흐릿해지며, 귀와 이까지 차츰 기능이 쇠퇴한다. 노년에 다시 힘이 빠져서 목을 떨거나 제대로 가누지 못하는 경우도 흔하다. 이런 변화는 의학적 처치로도 되돌릴 수 없다.

수직으로 서 있는 척추는 세월이 흐르면서 점차 중력의 작용으로 아래로 내려앉는다. 난로의 통풍구가 막히면 불길이 약해지듯, 척추의 간격이 좁아지면 나선으로 유동하던 에너지 흐름이 약해지고 정수리로 가는 지혜의 문도 점차 닫히게 된다.

좁아진 지혜의 문을 다시 열기 위해서는 내려앉은 통로를 펴 주어야 한다. 다시 말해 척추를 다시 바르게 세워서 눌려 있는 에너지의 길을 여는 것이다.

사람의 척추는 서른세 개의 뼈로 이루어져 있다. 이 숫자는 여러 경전과 신화에서 특별한 의미로 등장한다. 불교에서 수미산 꼭대기의 도솔천은 천인天人들이 사는 곳으로 도리천이라고도 한다. 부처가 태어나기 전에 수행하셨다고도 전해지며, 부처가 머무른 선견천을 중심으로 사방에 여덟 채씩, 모두 서른세 채의 법당으로 이루어져 있어서 삼십삼천으로도 불린다. 보신각의 타종이 서른세 번인 것이나, 매일 새벽 사찰의 범종이 서른세 번 울리는 것도 이와 연관성이 있다. 예수가 십자가 위에서 세상을 떠나 부활했을 때의 나이 또한 서른세 살이었다.

우리 몸 척추의 맨 아래에 눌려 있는 쿤달리니(힌두교 요가 및 타트라 전통에서 말하는 핵심적 개념으로 인간에게 내재해 있는 우주적인 생명 에너지 또는 신성한 힘을 의미한다) 에너지가 정수리로 상승하는 길이 바로 서른세 개의 척추이다. 그중에서도 배꼽과 명치 사이의 중완中脘은 대단히 중요해서,

마지막 종착지인 정수리의 백회百會에 도달하기 전 모든 신호가 모이고 교차하는 중간 관문이다.

그래서 과식하면 이 통로가 막혀서 머리가 멍하고 속이 더부룩해진다. 등이나 척추가 뻐근하거나 통증이 오기도 한다. 정수리로 오르는 지혜의 통로에 정체 현상이 생기니, 과하게 먹거나 미식에 탐닉하는 사람은 눈빛이 탁하고 판단력이 흐릿하다. 그런 고로 '소식하면 운명이 바뀐다'는 말은 매우 이치에 맞는다.

산을 오르는데 길 한가운데 큰 바위가 막고 있으면 진행이 원활하지 않듯, 정체 현상으로 몸의 꼭대기인 백회에 제대로 에너지가 공급되지 못하면 두뇌에서 올바른 판단을 하기가 어렵다. 아울러 기억력 감퇴, 만성 피로 등이 뒤따르게 된다.

그러니 척추를 늘리는 동작은 단순한 스트레칭이 아니라 정신과 육체를 바로 세우는 매우 중요한 의미가 있다. 다음에 소개하는 척추를 풀어 주는 동작을 꾸준히 실천해 보자. 처음엔 약간 어지러움이나 가스 배출이 있거나 평소보다 더 쉽게 허기를 느낄 수도 있다. 그러나 이 허기를 얼마간 유지하는 것이 좋다. 위장이 비었을 때 생명 에너지는 더욱 활발히 작동한다. 하루 세 끼를 먹던 사람이라면 두 끼로 줄이고, 한 공기를 먹던 사람이라면 3분의 1가량 덜어내고 먹는 것도 방법이다. 적당히 비워진 위장은 몸을 가볍게 하고 정신을 맑게 한다.

실전! 척추 늘리기 동작

척추 늘리기 동작을 할 때 통증이 느껴진다면 참으면서 계속 진행해서는 안 된다. 모든 동작은 통증이 없는 범위에서 부드럽게 이어져야 하며, 도중에 조금이라도 무리가 느껴지면 멈추는 것이 좋다.

운동을 마친 뒤에 통증이 온 경우에도 며칠 동안 몸 상태를 살펴보며 충분히 회복한 뒤, 통증이 가라앉았을 때 가벼운 강도로 다시 시작한다. 몸 상태에 맞춰 횟수와 강도를 조절한다.

이렇게 꾸준히 운동을 지속하다 보면 서서히 몸과 두뇌에 변화가 있다는 것을 느끼게 될 것이다.

마지막으로 디스크 환자나 허리가 약하고 요통이 심한 사람은 허리를 앞으로 숙이는 전굴 동작은 절대 하지 않는다.

준비 동작

① 턱을 바닥에 대고 엎드린다. 단, 목이 불편한 사람이 엎드려서 이마를 바닥에 대는 자세는 경추에 무리가 가기 때문에 한층 주의한다. 무릎이 바닥에 닿으면 불편할 수 있으므로, 쿠션 등을 발목 아래 받쳐 준다.

일출 이후 해가 떠 있는 동안은 손바닥이 아래로 향하도록 하고, 일몰 이후부터 일출 이전까지 해가 없는 동안은 손바닥을 뒤집어 하늘로 향하도록 한다.

② 턱을 바닥에 고정한 채 몸통을 좌우로 흔든다. 근육에 너무 힘이 들어가지 않도록 천천히 가볍게 실시한다. 이 동작은 경직된 척추와 주변 근육을 풀어 준다. 32번 흔들고 12초 동안 정지하는 것을 1세트로 하여 총 3회 반복한다.

③ 고개를 왼쪽으로 돌려 오른쪽 뺨이 바닥에 닿도록 한다. 몸통을 좌우로 32번 흔든 다음, 12초 동안 정지하는 동작을 총 3회 반복한다.

④ 고개를 오른쪽으로 돌려 왼쪽 뺨이 바닥에 닿도록 한다. 똑같이 몸통을 좌우로 32번 흔든 다음, 12초 동안 정지하는 동작을 총 3회 반복한다.

⑤ 몸을 뒤집어 바로 누운 다음 양팔을 위로 쭉 뻗어 만세 자세를 취한다. 마치 누군가 머리를 잡고 허리를 뽑아 올리는 것처럼 목이나 어깨에 힘을 빼고 오직 척추를 늘리는 것에 집중한다. 이때 허리 뒤쪽은 주먹 하나가 들어갈 정도로 살짝 아치형을 만들어 명문(허리 등 뒤쪽, 배꼽 중심선의 반대편쯤)이 바닥에 닿지 않도록 한다.

⑥ 이 자세에서 양쪽 엄지발가락끼리 32번 부딪힌다. 몸 상태에 맞춰 치는 강도를 조절한다. 그런 다음 동작을 멈추고, 위로 뻗어 올린 팔에 힘을 풀어 12초 동안 가만히 정지한다. 이를 한 세트로 하여 총 3회 반복한다. 처음에 동작을 32번 진행하는 것이 힘들면 7번으로 줄였다가 상태에 따라 12번, 32번으로 횟수를 늘린다.

본 동작(척추 늘리기)

① 양발을 어깨 너비로 벌리고 서서 표가 나지 않게 무릎을 살짝 구부린다. 엉덩이가 뒤로 빠지지 않게 주의하며 어깨를 아래로 내리고 목을 뽑아 올린다.

② 양손을 깍지 껴서 손바닥이 하늘로 향하게 해서 팔을 쭉 뻗어 올린다. 이때 팔을 뻗어 올리는 속도에 맞춰 양 무릎도 곧게 펴 준다. 이 자세를 7초 동안 유지한 다음 팔과 무릎의 긴장을 풀고 살짝 구부린다.

③ 깍지 낀 손바닥이 몸통의 앞면을 따라 내려가다가 배꼽 부근에 오면 손바닥이 땅 쪽을 향하게 해서 다시 아래로 쭉 뻗는다. 이때 무릎 역시 팔을 뻗는 속도와 동일하게 펴서 다리와 엉덩이 전체에 팽팽하게 힘을 준다. 이 자세 역시 7초 유지한 다음 팔과 무릎과 온몸의 긴장을 푼다. 이를 한 세트로 하여 총 3회 반복한다.

| 나가는 말 |

건강에 대해 말할 때 어떤 이는 햇빛의 중요성을 강조하고, 또 어떤 이는 운동을 으뜸이라 하고, 누구는 식습관을, 또는 마음이 편안해야 몸도 따라 건강해진다고 말한다. 저마다 경험과 지식을 바탕으로 수많은 건강법과 치료법을 주장하지만 정작 인간의 몸과 마음은 그리 단순하지 않다. 아이러니하게도 스스로 건강하다고 믿는 사람조차 '정말로 건강한가?'라고 재차 물으면 멈칫하고 만다.

왜 그럴까? 전문가의 조언대로 먹고 운동하며, 좋다는 건강 보조제를 챙기고, 미디어가 권하는 대로 성실히 실천하지만, 마음 한켠에는 여전히 불안이 남는다. 병원 문턱을 수없이 드나들고, 전문가의 말에 열심히 귀 기울이지만, 건강에 대한 확신은 좀처럼 생기지 않는다. 오히려 정보가 넘칠수록 무엇이 옳은지, 어디에 기준을 두어야 할지 혼란스럽기만 하다.

사람이든 사물이든 오래 바라보면 그 안의 질서와 특성을 깨닫게 된다. '자연自然'이라는 말은 인위적인 왜곡 없이 스스로 그러한 본성을 뜻한다. 그리고 고요히 침묵할 때, 그 속에 일정한 흐름과 반복되는 규칙이 있음을 알게 된다.

하늘에는 일 년 다섯 계절의 큰 기운의 변화가 있고, 하루에도 다섯 번의 작은 기운이 흐른다. 그 기운은 땅의 모든 생명에 영향을 미치며, 생장수장生長收藏, 즉 나고 자라고 거두고 갈무리하는 순환의 법칙으로 이어진다. 이 자연의 이치를 깨닫게 되면 자신에게 필요한 에너지가 무엇인지 알아 그것을 채우며, 불필요한 에너지는 덜어낼 수 있다. 이 때문에 자기 몸을 아는 일이 무엇보다 중요하다.

바로 그 핵심이 체질이라는 타고난 고유한 특성을 살피는 일이다. 이를 정확히 알면 몸의 불균형이 생겼을 때 치유의 길도 달라진다. 세상에는 다양한 체질 이론이 존재한다. 각 체질에 따라 약한 장부, 잘 걸리는 질병, 먹어야 할 음식과 피해야 할 음식 등에 이르기까지 다양하게 정보가 넘쳐나지만, 정작 체질이 형성되는 근본 원리나 명확한 구분법을 제시한 경우는 드물다. 대개 확률에 근거하거나, 해석자의 주관이 개입되기 때문이다.

사상체질이든 팔상체질이든, 또는 혈액형에 따른 성향이든 그 시초는 결국 수많은 환자를 돌보며 얻은 누군가의 경험에서 비롯된 것이다. 경험은 귀하지만, 언제나 예외와 오차가 있다. 그러므로 시중의 체질법은 그 이론을 세운 사람이나 그것을 깊이 공부한 이가 아니라면 온전히 이해하기 어렵다. 사람의 피부색이나 얼굴형, 체격의 크고 작음은 모두 상대적이기 때문이다. 판단의 기준이 주관에 기대면 예외가 생기기 마련이다.

이 책은 그런 불완전한 기준을 넘어, 자연과 신체의 근원적 이치를 찾고자 한 오랜 탐구와 수행, 깨달음의 기록이다. 그 중심에는 백두산이 있다. 지난 세월, 칠 년에 걸쳐 백두산을 열두 차례 오르내리며 얻은 체험과 명상을 통해 알게 된 신성한 법칙을 이 책에 담았다.

앞서 2006년에 백두산 여정을 통해 터득한 이 자연의 섭리를《5계절 5체질 건강법》이라는 이름으로 첫 책을 세상에 내놓은 바 있다. 그리고 이제 그 가르침을 처음 접하는 독자들이 더 쉽게 이해하고 실천할 수 있도록 어려운 부분을 풀어 다시 엮었다.

처음 책이 세상에 나온 지 20년이 가까워졌지만, 그 이치는 단 한 번도 어긋난 적이 없다. 진리란 그런 것이다. 그 근거가 자연의 섭리에 있기 때문이다. 해가 지면 어둠이 내리고, 봄이 가면 여름이 오는 것처럼, 자연의 법칙에는 예외도 변칙도 없다. 그것이 바로 자연이 우리에게 전하는 완전한 지혜다.

5계절 5체질 생명 법칙

초판1쇄 발행 2026년 1월 20일

지은이　　김봉규

펴낸이　　이연숙
펴낸곳　　도서출판 덕주
편집주간　안영배
진행　　　송수영
디자인　　오홍만

출판신고　제2024-000061호
주소　　　서울시 종로구 삼일대로 457 1502호(경운동)
전화　　　02-733-1470
팩스　　　02-6280-7331
이메일　　duckjubooks@naver.com
홈페이지　blog.naver.com/duckjubooks

ISBN　　　979-11-993462-2-2 03510

ⓒ 김봉규, 2026

 오행 체질별 분류표

구분	봄 사람 입춘 ~ 입하 전 양력 2월4일 ~ 5월6일 전까지	여름 사람 입하 ~ 하지 전 양력 5월6일 ~ 6월21일 전까지	늦여름 사람 하지 ~ 입추 전 양력 6월21일 ~ 8월7일 전까지	가을 사람 입추 ~ 입동 전 양력 8월7일 ~ 11월7일 전까지	겨울 사람 입동 ~ 입춘 전 양력 11월7일 ~ 2월4일 전까지
곡류	보리쌀, 찹쌀, 밀, 통밀, 참깨, 완두콩, 녹두, 청태, 청차조(파란 좁쌀), 카무트밀	수수, 팥, 강낭콩, 메밀, 호밀, 귀리, 둥굴레, 퀴노아	기장, 백미, 노란 좁쌀, 대두, 옥수수, 렌틸콩	현미, 율무, 들깨	서리태, 검정콩, 검정깨, 쥐눈이콩
육류	닭	사슴, 꿩, 칠면조	소	돼지, 양, 베이컨, 하몽	흑염소, 오리, 오골계, 말
어패류	고등어, 꽁치, 청어, 삼치, 전갱이, 명태, 다슬기, 재첩, 전복, 꼬막	도미, 홍어, 옥돔, 연어, 참치, 게, 새우, 멍게, 미더덕, 가재, 킹크랩	조기, 가자미, 붕어, 황태, 아귀, 달팽이, 잉어, 미꾸라지, 골뱅이, 소라, 곰치, 물메기	갈치, 멸치, 전어, 게르치, 뱅어포, 민어, 가물치, 굴, 대합, 가리비, 바지락	장어, 젓갈류, 문어, 오징어, 해삼, 한치, 낙지, 홍합, 키조개, 성게
해조류	파래, 톳				미역, 다시마, 함초, 김, 곰피
채소	시래기, 시금치, 냉이, 미나리, 배추, 열무, 새송이, 송이, 참나물, 쪽파, 민들레, 애호박, 취나물, 부추, 청경채, 숙주나물	상추, 쑥, 머위, 쑥갓, 고들빼기, 곰취, 가죽, 진달래, 당근, 셀러리, 두릅, 파슬리, 씀바귀, 브로콜리, 갓, 피망, 양상추, 고구마, 고사리, 근대, 토마토, 더덕, 버터헤드	연근, 감자, 토란, 마, 죽순, 양배추, 늙은 호박, 양송이, 덜 핀 표고버섯, 옥수수, 단호박, 아티초크, 야콘, 상황버섯, 파프리카	깻잎, 오이, 무, 도라지, 양파, 콩나물, 대파, 달래, 고추, 마늘, 생강, 고수, 질경이, 산초, 아카시아, 엉겅퀴, 느타리버섯, 비름나물, 핀 표고버섯, 팽이버섯	우엉, 가지
견과류	땅콩	아몬드, 해바라기씨	호두, 피스타치오, 호박씨, 마카다미아, 캐슈너트	은행, 잣	밤
과일	포도, 사과, 오렌지, 귤, 키위(골드, 그린), 모과, 매실, 유자, 레몬, 블루베리, 패션프루트	홍시, 앵두, 대추, 석류, 자두, 딸기, 산딸기, 자몽, 체리, 망고스틴, 람부탄, 카카오, 파인애플, 라임, 복분자	단감, 바나나, 참외, 파인애플, 망고, 두리안, 아보카도, 코코넛, 파파야, 구아바, 멜론	배, 복숭아, 살구, 곶감	수박, 오디
기름	참기름, 올리브유	홍화씨유, 해바라기씨유, 아몬드유	버터, 엿기름, 콩기름, 옥수수유, 코코넛기름	들기름, 현미유, 아마씨유, 살구씨유	
차	녹차, 솔잎차, 오미자, 구기자, 결명자	커피, 홍차	루이보스차, 보이차, 우롱차, 감잎차	페퍼민트, 재스민, 캐모마일, 타임, 레몬그라스	라벤더, 로즈메리
술	포도주, 맥주, 매실주	양주, 고량주, 복분자주	청주, 동동주, 탁주	소주, 진토닉	
건강 식품	웅담, 스쿠알렌, 헛개나무, 송화가루	녹용, 홍삼, 인삼, 홍화씨, 키토산, 삼백초, 영지버섯(불로초), 꿀, 로열젤리, 당귀	우황, 복령, 누에가루, 상황버섯, 아가리쿠스버섯	백년초, 엄나무, 알로에, 선인장, 박하, 칡	오가피, 하수오, 겨우살이, 산수유
보석	옥, 에메랄드, 사파이어	자수정, 진주, 산호, 루비	호박, 황색 토파즈	다이아몬드, 은, 크리스털	흑진주, 투르말린
나무	소나무, 전나무, 삼나무	참나무, 동백나무, 석류나무	은행나무, 고무나무	자작나무, 향나무, 데니무, 벚나무	수양버들, 밤나무, 등나무, 가문비나무, 편백나무(히노키)
기타	식초	도토리묵	식혜, 설탕, 포도당, 달걀노른자, 우유, 강황, 감초	두부, 비지, 탄산, 사이다, 요구르트, 치즈, 수정과, 카레, 계피, 달걀흰자, 후추, 메추리알	소금, 오리알